U0209548

［英］韩雅各 —— 著

赵婧 —— 译

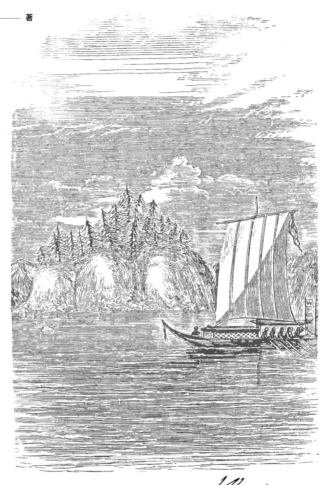

# 上海卫生

## 中国保健之注意事项

中华书局

**图书在版编目(CIP)数据**

上海卫生:中国保健之注意事项/(英)韩雅各著;赵婧译. —北京:中华书局,2021.9
ISBN 978-7-101-15312-5

Ⅰ.上… Ⅱ.①韩…②赵… Ⅲ.①医学史-史料-中国-近代②卫生保健-基本知识 Ⅳ.①R-092②R197.1

中国版本图书馆 CIP 数据核字(2021)第 170391 号

---

| | | |
|---|---|---|
| 书　　名 | 上海卫生:中国保健之注意事项 | |
| 著　　者 | 〔英〕韩雅各 | |
| 译　　者 | 赵　婧 | |
| 责任编辑 | 吴艳红 | |
| 出版发行 | 中华书局 | |
| | (北京市丰台区太平桥西里 38 号　100073) | |
| | http://www.zhbc.com.cn | |
| | E-mail:zhbc@zhbc.com.cn | |
| 印　　刷 | 北京瑞古冠中印刷厂 | |
| 版　　次 | 2021 年 9 月北京第 1 版 | |
| | 2021 年 9 月北京第 1 次印刷 | |
| 规　　格 | 开本/920×1250 毫米　1/32 | |
| | 印张 7½　插页 2　字数 160 千字 | |
| 印　　数 | 1-3000 册 | |
| 国际书号 | ISBN 978-7-101-15312-5 | |
| 定　　价 | 39.00 元 | |

*Rerum cognoscere causas, medicis imprimis necessarium, sine quo, nec morbum curare, nec præcavere potest.*

医者必须理解事物起因，否则既不能治病，亦无法防病。

# 目　录

# 导　论

高　晞


　　"卫生"和卫生史研究俨然是目前中国近代史研究的热门话题,由传统的医疗卫生史领域拓展到概论史、社会学史、政治史和建筑史等多重方向。21世纪以来的卫生史研究带有鲜明的政治化标志和观念先行的倾向,以近代科学思想为医学和卫生学的核心知识,近代科学技术发生、发展的历史被减弱甚至被模糊处理。

　　即便如此,无论是从西方卫生学传入的角度考察"卫生之现代性"问题[①],还是对中国本土卫生观念和习俗重新解读以探求传统之于近代化的意义,国内外学者无一例外地认可这样的事实:具有近代意义的"卫生"概念和知识是由西方传教士带入中国的,"卫生"新名词是日本人长与专斋对英文"hygiene"的翻译,之后传到国内,取代中国传统意义的"卫生"意涵,近代意义的"卫生"与庄子所云"卫生之经"有所不同。[②]近代"卫生史"研究时间上限也就以中文"卫生"新词的出现为基准,时

---

　　① 参见罗芙芸著,向磊译:《卫生的现代性——中国通商口岸卫生与疾病的含义》,南京:江苏人民出版社,2007年。
　　② 余新忠:《卫生何为——中国近世的卫生史研究》,《史学理论研究》,2011年第3期,第132—141页。该文全面回顾了20世纪至2010年前中国有关"卫生"和"卫生史"研究的状况。

间在19世纪70年代。①

问题是，至迟在19世纪40年代，"hygiene"一词就已出现在西方传教士在中国创办的英文报纸上，以探讨中国的卫生问题。②这期间有30余年的空白，难道那时的中国就没有近世卫生概念和健康的卫生生活吗？

目前国内近代"卫生"史的研究有三大特点：一是考察传统"卫生"与近代科学"卫生"概念之间的过渡与转换，梳理知识界"卫生"阅读史和民间"卫生"概念的接受过程；二是以近代卫生概念和方法探究晚清存在的传统卫生习俗，比如中国人对付瘟疫的方法和慈善救助的研究；三是将"公共卫生"与"卫生"混为一谈，名为探讨"卫生"的文章，却将视点聚焦在公共卫生管理体系的创立和城市环境卫生建设等领域。③上海租界的公共卫生管理体制和各种卫生设施一向被认为对中国城市近代化的发展有着"示范意义"，于是便顺理成章地成为卫生史和城市史研究学者重点解析的对象。④

---

① 张仲民：《出版与文化政治：晚清的"卫生"书籍研究》，上海：上海书店出版社，2009年；余新忠：《卫生何为——中国近世的卫生史研究》；罗芙芸著，向磊译：《卫生的现代性——中国通商口岸卫生与疾病的含义》。

② "Art III, Description of a Chinese Anatomical Plate, Illustrative of the Human Body, with Explanation of the Terms," *The Chinese Repository*, Aug.1, 1840.

③ 李忠萍：《"新史学"视野中的近代中国城市公共卫生研究述评》，《史林》，2009年第2期，第175页。

④ 相关研究有：朱德明：《上海公共租界食品检疫初探》，《历史教学问题》，1995年第6期；陆文雪：《上海工部局食品卫生管理研究（1898—1943）》，《史林》，1999年第1期；陈蔚琳：《晚清上海租界公共卫生管理探析（1854—1910）》，华东师范大学，硕士论文，2005年；马长林：《上海公共租界公共卫生管理述评》，《档案里的上海》，上海：上海市档案馆编，2006年；刘岸冰：《近代上海城市环境卫生管理初探》，《史林》，2006年第2期；彭善民：《公共卫生与上海都市文明（1898—1949）》，上海：上海人民出版社，2007年；严娜：《以"卫生"之名的扩张——上海公共租界近代卫生体系的形成》，《复旦学报》（社会科学版），2019年第5期。

19世纪初，西方"卫生学"知识随西方传教士和医生来华，通过报刊媒体和译书等方式逐步为中国士大夫和中医所了解。借助租界的卫生行政管理制度和城市卫生设施建设，"公共卫生学"的示范效应不断深入人心。但19世纪末渴望借"卫生"达到"强国保种"、提升国家文明程度目的的中国人，对于"公共卫生"与"卫生学"之间的学科差异，"卫生"知识的科学内涵的历史变迁，很难有理性的认识和清晰的辨别。

在当时的特殊历史环境下，知识界不重视西方卫生知识的本源和卫生学内涵的变化，尚且可以理解。然而，以当代"卫生学"的定义分析晚清民初的"卫生"现象，却是再一次忽视"卫生学"的知识进步和变迁的历史过程。

一个典型的例子就是，由传教士翻译为中文的"卫生"一词最早出现在1881年，即傅兰雅翻译的《化学卫生论》。这部通过分析空气、饮水、土壤和粮食的化学构成，论述"卫生"的专著，被当代学者断定为"不能算是部严格意义上的近代卫生学著作"，理由是此"卫生"似乎更接近中国传统的"自然养生法"[1]，是庄子时代的理念，不代表先进的西方思想。事实真是如此吗？

1863年，一部英文名为 Shanghai Hygiene 的著作在上海面市，美华书馆出版。该书中文可直译为《上海卫生——中国保健之注意事项》。这部卫生专著分食物、饮料、运动、衣服、沐

---

[1] 余新忠：《晚清"卫生"概念演变探略》，《东洋史研究》，第64卷第3期，2005年，第284页。

浴、排汗、热带苔藓病(痱子)、肝脏、睡眠、热情和总论十一个章节。显然,这些章节标题演绎出的西文"卫生"内涵与中文保卫生命的"卫生"常识有着某些相似性。

然而,该书因选用"hygiene"为标题而被研究者普遍认为是近代中国最早与西方近代卫生相关的著作。可能是英文资料或缺的缘故,国内外学者在探讨中国近代卫生史时,并不重视此书,因而至今未见有相关的研究成果呈现。这样的结果确实暴露出一个有趣的问题,假若此书被译成中文,中国学者是否也会认为这不是严格意义上的近世卫生著作呢?哪怕该书的作者是一位西式医生,而其读者对象是西方人,即19世纪生活在上海的西方人。

# 一、韩雅各:一位苏格兰医生在上海

《上海卫生》的作者是上海仁济医院的英国医生、伦敦传教会(The London Missionary Society,亦称伦敦会)医学传教士韩雅各(James Henderson,1829—1865)。他的人生经历、教育背景以及来华后的从医经验或许有助于我们理解19世纪的"卫生"究竟为何物。

1829年,韩雅各出生在苏格兰北部小镇赖尼(Rhynie)。他3岁丧父,15岁丧母,18岁姐姐也因突发急病去世。韩雅各没有进过学堂,外公是他的启蒙老师,母亲教会了他阅读《圣经》,使他明白了要"敬畏上帝"的道理。16岁时,韩雅各遇到对他人生产生重要影响的人物——一位穿着考究、绅士装扮的乡村医

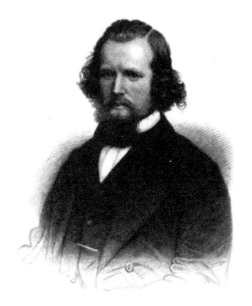

韩雅各（James Henderson）

生，这位医生收他当了学徒，教会他写作和算术。<sup>①</sup>18岁时，韩雅各认识了通晓德文、拉丁语、法语并擅长数学的基督徒格兰特·朵夫（Grant Duff），成为他的徒弟。格兰特·朵夫的博学激发起韩雅各对知识的向往。20岁时，从未上过学，不懂拉丁文、希腊语和数学，甚至英语语法也不通的韩雅各兴起想进大学深造的念头。在诸多朋（教）友的帮助下，韩雅各开始学习基础知识，随后转到爱丁堡，跟着教友继续学习，为进入大学做知识准备。1855年11月，韩雅各进入爱丁堡大学医学院学习外科学。1855年至1858年间，他分别在苏格兰爱丁堡大学学习医学，在英国皇家外科学院学习外科。求学期间，韩雅各勤奋自律，他说："我从未浪费一天时间，我每天穿梭在医院、图书馆和解剖室之间。"<sup>②</sup>最后两年，他经常读书至凌晨两三点钟，每天只吃两顿简餐，并畅饮绿茶与咖啡以提神醒脑。1858年，他以题为《论精神错乱》的论文获得英国皇家外科学院的证书。<sup>③</sup>

19世纪初期的苏格兰医学教育居世界领先地位，培养了诸多对医学进步有影响的医学家。当时的美国学生纷纷赴爱丁堡大学留学学医，回国后，在美国按爱丁堡模式创办医学院。<sup>④</sup>1858年，韩雅各回家乡任实习医生。1859年，他在圣安德鲁斯大学（University of St. Andrews）通过医生资格考试。<sup>⑤</sup>在

---

① *Life of James Henderson, M.D.*, New York: Robert Carter and Brothers, 1873, p.28; "Memorials of James Henderson, M.D.," *Medical Missionary to China*, London: James Nisbet and Co., 1867, p.8.

② "Memorials of James Henderson, M.D.," p.54.

③ *Life of James Henderson, M.D.* p.76.

④ 威廉·拜纳姆著，曹珍芬译：《19世纪医学科学史》，上海：复旦大学出版社，2000年，第138页。

⑤ *Life of James Henderson, M.D.* p.85.

来中国前,韩雅各已接受了严格而完整的近代医学教育,并获得了从业医生必需的资格。

值得一提的是,韩雅各在大学期间认识了一位中国同学——黄宽。[①]黄宽是近代第一位赴欧洲学医的华人。1850年,黄宽在美国完成高中学习,在教会人士的资助下,来到英国进入爱丁堡大学学医。1855年,韩雅各入校,两人同学一年。韩雅各对黄宽的学习能力和成就评价甚高:

> 1855年8月,他取得了爱丁堡大学的医学学位(M.D.)。在学校奖学金的激烈竞争中,他从数百名同学中脱颖而出,荣获两项一等奖学金,那些同学的条件远远优越于他。我曾经见过他的行医过程,也见识过他是如何做外科手术的。我可以肯定地说,在目前的中国,还没有一位华人医者的专业知识水平能超过黄宽。[②]

受母亲的影响,以及成长过程中感恩教会牧师一路的指导和资助,韩雅各对基督教慈善事业充满了敬畏。求学期间,他会利用休息的时间,去医院治疗病人或去城市济贫院照顾穷人。[③]1856年12月18日,韩雅各参加了爱丁堡医学传教会(The Edinburgh Medical Missionary Society)的一次会议。他由此受到鼓舞,立志当一名医学传教士。1857年他正式申请加入爱丁堡医学传教会,被教会安排去中国行医传教。出国前,韩雅各先

---

① 有关黄宽的最新研究,参见苏精:《西医来华十记》,北京:中华书局,2020年,第156—188页。

② James Henderson, "Medical Schools in China," *The North-China Herald,* Oct. 3rd, 1863.

③ "Memorials of James Henderson, M.D.," p.60.

在伦敦会接受培训。伦敦会的一位董事在阅读了他的申请试卷后说：

> 我几乎无法想象，他之前从未进过学堂，甚至是一个性格懦弱的人。20年前，他还是一个在赖尼小镇放羊的毛头小伙。13年前，他还不会写自己的名字。然而，他凭借自己的实力进入了爱丁堡大学，在有两百名医科学生的班级中获奖，取得了外科医生学院的文凭。他赢得了最具基督教品格和职业声望的人的尊敬，并和他们建立了友谊。[1]

其实，大学学业即将完成之际，韩雅各便收到了工作邀请，达勒姆（Durham）的一位乡村医生邀约他担任乡医。但是，决心出国的韩雅各拒绝了这份收入颇丰且体面的工作。[2]

1859年10月22日，韩雅各乘坐"阿尔玛英雄号"（Heroes of Alma）启程赴华，同行的是伦敦会的另外6对夫妇。在船上，他结识了他未来的妻子艾米莉。1860年3月23日，韩雅各抵达上海，负责该会在上海的仁济医院（The Chinese Hospital）的工作。[3]仁济医院在创始人雒颉（William Lockhart, 1811—1896）的管理和主持下，在上海已有相当的知名度。[4]1860年后，仁济医院工作由韩雅各主持，这期间他得到了中国医生黄春甫的帮

---

[1] *Life of James Henderson, M.D.* pp.102－103.
[2] *Life of James Henderson, M.D.* p.92.
[3] 爱丁堡医学传教会与伦敦会是协作关系，其成员的海外派遣活动均通过伦敦会展开。"Memorials of James Henderson, M.D.," p.75.
[4] 王尔敏：《近代上海科技先驱之仁济医院与格致书院》，台北：财团法人基督教宇宙光全人关怀机构，2006年。

助。医院由最初每天接待50余名病人，上升到200至300人。据1861年的报告，韩雅各1月诊治门诊病人达1 910例，7月高达4 468例，他的日接待量在250至320人。[1]

1861年4月15日，上海道台派人抬着轿子将韩雅各请去官府给一位罹患胸部疾病的官太太治病。因是官太太，经仔细检查后，韩雅各表示需要对这位病人进行手术治疗，并许诺会用麻醉药，不会让病人痛苦，结果遭到病人丈夫的拒绝。最后，韩雅各只能采取保守疗法，他说："依这样的方法，效果当然不会很好，也不会令人满意。"[2]

1862年，医院门诊就诊人数共计38 069人，人数最多的是8月，多达4 701人，1月较少，亦有1 716人。[3]就诊病人所患疾病有肺结核、支气管炎、慢性咳嗽、麻痹、神经系统疾病、风湿病、肝炎、小肠炎等。[4]除了日常病人，韩雅各还有两类特殊病人：一是枪伤病人，这类病人数量不少，以英军为主，也有华人病者；二是鸦片瘾患者，常常有服鸦片自杀者被送到医院抢救，至1864年，医院收治此类病者逾500人。[5]

1864年，韩雅各因治愈中国病人顾日智的口眼㖞斜（即中风），而获得病人赠送的"功高卢扁"的锦旗。[6]

---

[1] *Life of James Henderson, M.D.* p.83; James Henderson, *Report of the Committee of the Chinese Hospital for the Year 1864, Shanghai,* Shanghai: Presbyterian Mission Press, 1865, p.5.

[2] *Life of James Henderson, M.D.* pp.119‒120.

[3] "Memorials of James Henderson, M.D.," p.102.

[4] *Shanghai Hospital Report for the Year 1864,* p.3.

[5] James Henderson, *The Eighteenth Annual Report of the Chinese Hospital at Shanghai from January 1st 1864 to December 31st 1864,* Shanghai: Presbyterian Mission Press, 1865, p.3.

[6] James Henderson, *Report of the Committee of the Chinese Hospital for the Year 1864, Shanghai,* p.6.

韩雅各获赠"功高卢扁"锦旗字样

## 二、"卫生"观念及其构成

19世纪在华的西式医院多数由教会开设。在历史的记忆中,西医院就是免费治疗中国病人的医学传教场所,如此形象往往使后来的研究者忽略其存在的另一功能,即这些医院还要为寓华外侨提供医疗服务。19世纪60年代生活在上海的外国人已逾千人,从1860年的669人上升到1865年的2 297人。[①]这群生活在上海的外国侨民是上海租界西医院的主要客源。当时沪上除了仁济医院和1864年创建的公济医院(Shanghai General Hospital,1877年中文名定为"公济医院"),另有几处

---

① 上海通社编:《上海研究资料》,台北:中国出版社,1972年重印,第139页,转引自梁元生著,陈同译:《上海道台研究——转变社会中之联系人物,1843—1890》,上海:上海古籍出版社,2004年。

小型的医疗机构,如海员医院(Seaman's Hospital,又译为病房)、上海诊所(Shanghai Dispensary,后更名为罗生药房)、太全诊所(Hall & Murray)、大英药房和老德记药房(Liewellyn J. & Co. Coate T.),吴淞口停有一艘医船(Hospital Ship);沪上还有几位私人医生和牙医,如长脚医生、摩医生(G. Mottly)和铁医生(Dr. Iron)等为侨民提供医药服务。在沪西侨与本地居民一样会经历突然爆发的各种传染病,感染流行病,遭遇死神的威胁。

夏天是流行病和传染病频发的季节,上海夏季流行的疾病以天花、痢疾、热病、白喉和霍乱为主。[1]尽管来华的西方人都注射过牛痘疫苗,但一旦上海天花流行时,还是会出现外国人因感染而死的病例记录。[2]

据记载,1863年6月至8月间,痧疫(霍乱)流行,国人染疫死者甚多,外侨也有不少死亡,江海关总税务司德都德(H. T. Davies,?—1863)即染此疫症致死。[3]每个人都希望自己健康长寿,这是人类的基本常识。[4]然而,19世纪60、70年代前,在上海冒险的外国侨民生活得并不健康,成年人和婴儿的年死亡率都很高。若不包括来往港口船只上的水手和流动人口,租界外国人死亡率一度高达30%左右。[5]1870年,人口普查数据显示,

① James Henderson, *Report of the Committee of the Chinese Hospital for the Year 1864, Shanghai*, p.6.

② "Dr. Alexander Jamieson's Report on the Health of Shanghai for the Half-year Ended 31st March 1872," *Medical Reports*, No. XIII, January-March, 1872.

③ 《上海卫生志》编纂委员会编:《上海卫生志》,上海:上海社会科学院出版社,1998年,第15页。

④ James Henderson, *Shanghai Hygiene*, Shanghai: Presbyterian Mission Press, 1863, p.2.

⑤ "Dr. Alexander Jamieson's Report on the Health of Shanghai for the Half-year Ended 30th September 1871," *Medical Reports*, No. XI, July-September, 1871.

上海有1 982名外国人居住在租界,港口来往水手有1 101人,该年死亡率是19.46%。租界内外国居民的死因有肝炎、伤寒、腹泻、痢疾、天花、斑疹伤寒、脑膜炎、间歇热、弛张热和震颤性谵妄、婴儿霍乱、胃癌、心脏病、肝病、自杀等。[1]相比流行性疾病,外国侨民还会因长时间旅行和水土不服,罹患消化不良、慢性腹泻等疾病,因消化道疾病而死亡的人数一直居高不下。此外,外侨还患有脑肿瘤、肝脓肿、肺结核、梅毒、产褥、白喉、肠炎、腹膜炎、败血病、贫血等疾病。

促使韩雅各著述《上海卫生》的首要原因,应该就是租界内外国侨民的高死亡率。他曾说:"我不禁想起去年(1862)在上海死亡的欧洲人多达1 600人,若他们得到良好的照顾,并有良好的预防措施,是可以保持健康的。"他甚至认为,若措施得当的话,其中1 000人是可以存活下来的。[2]韩雅各相信一般人都具备保护健康的意识和原则,或多或少还会有些抵御疾病的知识[3],只是缺乏有效的方法和手段。《上海卫生》就是一本指导外国侨民在上海健康生活的卫生手册。

那么,韩雅各是如何理解和解释"卫生"的?

首先,作者引入英国流行病学家威廉·法尔(William Farr,1807—1883)关于"卫生"的定义,解释卫生与健康和疾病的关系。

---

① "Dr. Alexander Jamieson's Report on the Health of Shanghai for the Half-year Ended 30th September 1871."

② 据目前已有上海外来人口的数据统计,韩雅各所记录的死亡人数比例似乎高得离谱。那是因为上海外来人口统计不包括海军和水手,但他们在上海医院的统计中占有较重的比例。

③ James Henderson, *Shanghai Hygiene,* p.1.

与疾病科学相比，健康科学拥有更为精确的、更显而易见的真理；与治疗相比，预防的优势无需证明。[①]

法尔是英国统计总署（GSO, General Statistic Office）的职员，负责英国人口生命统计。在任期间（19世纪30至40年代）他制定了疾病统计的术语和分类法，并以统计学方法分析疾病与死亡的原因，被认为是医学统计学的创始人。通过对人口死亡统计和致病原因的分析，他相信污浊难闻的空气是导致疾病的重要原因。为此，他提出以卫生手段对付疾病、保护健康的观点。[②]在欧洲，他是最早提出这一观点的代表人物。

法尔的继任者，是英国公共卫生的主要代表查德威克（Edwin Chadwick, 1800—1890）。通过对工业发达城市的研究，查德威克指出工业污染和城市急速发展导致社会环境恶劣，前者如污浊空气中的尘埃、腐臭的气味、水源、不合理的排污系统等；后者指工厂的剥削导致社会上穷人数量的增多，从而降低了社会维护健康的自然环境，表现在食物、衣着和住房等方面的能力不足。查德威克提出国家要投资卫生、维护健康的公共卫生观点。[③]以卫生手段维护健康的思想体现了19世纪西方医学界的健康观和卫生态度，它是在英国工业化和都市化发展的背景下产生的。

因此，无论是在时间节点还是观点征引方面，韩雅各对"卫

---

① James Henderson, *Shanghai Hygiene*, p.2.

② Irvine Loudon ed., *Western Medicine: an Illustrated History*, Oxford: Oxford University Press, 1997, p.101.

③ 威廉·拜纳姆著，曹珍芬译：《19世纪医学科学史》，第90—93页。

生"的阐释，基本体现了欧洲同时代的卫生思想。

其次，韩雅各采纳了法国生理学家和机械唯物论者卡巴尼斯（Pierre-Jean G. Cabanis, 1757—1808）的"卫生道德"学说：

> 卫生学教给人们保健之道，它构成了道德科学与医学科学的一个重要分支。伦理学其实只是生命的科学，如果不了解它所应用的主体可能经历的变化，不知道这些变化是如何发生的，这门科学怎么可能是完整的呢？总体而论，研究本质（nature）就是研究事实，而不是研究原因。我们研究健康与疾病的状态，追溯某一特定疾病的进化与发展时，无从知晓生命本质或致病原因。观察、体验与思考就足够了，我们不再需要别的东西。[①]

18世纪末至19世纪初，卡巴尼斯在巴黎新建立的国家科学与艺术研究院（National Institute of Sciences and Arts）发表系列演讲，阐释他关于身体与灵魂关系的观点。1802年，他的《人的身体与道德之关系》（*Rapports du physique et du moral de l'homme*）一书出版。[②]卡巴尼斯在书中表现出了矛盾思想，他一方面执着于器官主义的立场探讨身体与大脑间的关系，另一方面又试图从道德的角度解释思想、感情与生理学的关系。卡巴尼斯热衷于研究年龄、性、"体液"、疾病、养生和气候的影响，在他看来这都是"道德疾病"。卡巴尼斯被认为是一位介乎经

---

① James Henderson, *Shanghai Hygiene*, p.1.
② Pierre-Jean G. Cabanis, *Rapports du physique et du moral de l'homme*, Crapart, Caille et Raviver, an X, 1802.

典与现代之间的具过渡意义的科学家和哲学家。[①]

虽然韩雅各就读于欧洲近代医学的摇篮——爱丁堡医学院，但他个人对注重"道德与科学"的观点情有独钟，读书期间他就认识到"医学就是治疗整个人，包括身体、道德和智力"。[②]当上医生之后，韩雅各更是坚定地相信"人的医学知识应该是无限的，不仅仅限于他自己的职业，而是在所有的科学领域，物理的和形而上学的，以及所有的哲学领域，机械的、自然的、精神的和道德的"[③]。这一思想始终贯穿在《上海卫生》的写作中。[④]

若由章节和标题考察，《上海卫生》所关心的问题似乎与中国传统养生学有着异曲同工之妙；而由《上海卫生》所规定的"卫生"性质考察，在学理上与庄子之"卫生之经"却大相径庭，真所谓拿西方的洋酒装入中国的盛酒瓷器。

罗芙芸（Ruth Rogaski）在研究近代天津城市卫生时指出：

> 帝国晚期中国的这一"保卫生命"的概况，与近代欧洲早期卫生传统的整体观之间，有许多相似之处。在这两种文化中，自古以来，健康就是个人的责任……在欧洲有关健康和长寿的著述，强调的都是"自然的养生方"：空气、饮食、睡眠、运动、排泄和性。

---

① Robert J. McShea, "Pierre-Jean Georges Cabanis, *On the Relations Between the Physical and Moral Aspects of Man* (review)," *Journal of the History of Philosophy,* 21:4, Oct. 1983.

② *Life of James Henderson, M.D.* p.69.

③ *Life of James Henderson, M.D.* p.72.

④ 2018年我在伦敦大学国王学院报告此论文，该校历史学系教授对此提出疑问：机械唯物主义在19世纪的欧洲医学界几近淘汰，为何韩雅各会在他的著作中力主这样的观点。她的问题提示我重新考察韩雅各人生的经历与教育，最终我在其自传中发现，他在爱丁堡大学时就偏爱机械论以及道德科学观。*Life of James Henderson, M.D.* pp.69–72.

她以为"hygiene"这个词,如果用于前现代的欧洲,可能非常近似于中国人传统的"卫生"。①

在此,先不讨论《上海卫生》是否代表了前现代欧洲的医学思想,让我们将目光转向同时代的欧洲的医学界。1864年,英文世界出版了英国医生、军事卫生学家帕克斯(Edmund Alexander Parkes, 1819—1876)的《实用卫生手册》。②帕克斯的卫生思想与理论可以直接追溯到古希腊希波克拉底。书中讨论的"卫生"就是指传统的水、空气、通风、饮食、土壤、房屋建筑、排水系统、服装、气候等方面。该手册自出版到1891年共计再版8次,并被译为多种文字,其影响力延至19世纪末,成为军队卫生的标准手册。③显然,即便在细菌学理论开始主导医学科学研究方向、公共卫生措施逐渐成为国家战略的19世纪末期,欧洲社会关于卫生健康的主流思想还未完全与传统的卫生观念脱钩。

差不多同时,"hygiene"的最新中文译文问世。1866年,德国传教士罗存德(Wilhelm Lobscheid, 1822—1893)编著的《英华字典》出版,"hygiene art"被译为"保身之理"。④翻译应该包括两个层面:一是释名,一是释义。罗存德采取释义的方式,以"保身之理"解释"hygiene"的知识,即是关于健康、养生或保身

---

① 罗芙芸著,向磊译:《卫生的现代性——中国通商口岸卫生与疾病的含义》,第47页。

② Edmund Alexander Parkes, *A Manual of Practical Hygiene*, London: J. & A. Churchill, 1864.

③ Philip D. Curtin, *Death by Migration: Europe's Encounter with the Tropical World in the Nineteenth Century*, Cambridge: Cambridge University Press, 1989, p.105. 该书最后的修订版在1905年面市。

④ W. Lobscheid, *English and Chinese Dictionary with the Punti and Mandarin Pronunciation*, Hong Kong Daily Press, 1866, p.970.

的道理。然而,"保身之理"的释文在当今中国学者看来没有体现西文"卫生"的近代定义,在学理上更偏向传统中国的卫生观念。有学者以为译者的做法是为了便于中国人接受,所以在语言上采取迎合中国士大夫习惯的方式。①殊不知,罗存德恰恰译出了那个时代西文的"卫生"观念的正确含义。

"卫生"是关于维护健康身体的知识。这可以通过同时期出版的中文译著再次得以证实。1874年,傅兰雅译《儒门医学》介绍西方的养生之术和保身之法,曰"卫生济人之用者":

> 此书论保身之法,必略论人生紧要各事,一曰光、二曰热、三曰空气、四曰水、五曰饮食。保身之法,与此五者相关,此五者缺一不可,难分缓急。②

1878年,上海江南制造局出版了傅兰雅(John Fryer, 1839—1928)的译书《化学卫生论》,傅兰雅称之为"养生之道"。③全书讨论的是呼吸之气、饮食之水、所种之土、所食之粮、所食之肉……消化之理、体质循环之理,以及法尔所谓的身体和工厂"恶臭","恶臭"之化学原理以及除灭"恶臭"的方法等。

《化学卫生论》的原作者是英国化学家真司腾(James F. W. Johnston, 1796—1855),原著 *The Chemistry of Common Life* 于1850年在英国出版。作者运用化学原理分析土地与农作物的生长关系、饮食之道、空气质量、工作环境和身体的化学成分,讲解健康"卫生"之理。《化学卫生论》在欧洲和北美产生过很大

---

① 余新忠:《晚清"卫生"概念演变探略》。
② 《儒门医学·序》,海得兰撰,傅兰雅口译,赵元益笔译:《儒门医学》,江南制造局本,同治十三年。
③ 傅兰雅:《化学卫生论·序》,《格致汇编》1880年第三卷春,第10页。

影响,真司腾曾应邀去美国介绍他的学说。<sup>①</sup>

《化学卫生论》论证了19世纪上半叶的欧洲西方知识体系中的"卫生"依然是关于"养生"的哲学,所谓"健康"的卫生生活是与空气、水、饮食、服装、运动和精神相关,只不过对于水、环境甚至食物的检测必须运用实验科学手段。

及至1884年,首届"国际卫生健康展览会"在伦敦召开,依然借助"住宅卫生"、"饮食卫生"、"市民生活相关的卫生"和"普通卫生学"等主题阐释"健康卫生"理念。<sup>②</sup>通过书籍、卫生洁具、建筑材料等实物,居住模型和清洁的街景得以仿真布置,"国际卫生健康展览会"形象地展示了那个时代所倡导的健康生活方式。

如此看来,西医韩雅各为租界居民讲解的《上海卫生》,与罗存德所言的"保身之理"(hygiene art)如出一辙,及时地反映了欧洲健康卫生的最新思想。

# 三、《上海卫生》的知识谱系和理论依据

19世纪上半叶,西来侨民在上海创建他们的理想家园,营造欧洲式的市民生活的同时,欧洲的卫生健康理念随着他们的行李箱一并被带到中国。除了他们随身携带的医药卫生常识

---

① http://www.biographi.ca/en/bio/johnston_james_finlay_weir_8E.html2014/12/29.

② "Abstract of a Lecture of the International Health Exhibition of 1884: Its Influence and Possible Sequels," *The British Medical Journal,* 1884, p.1116.

书籍,当时在英国刊行的《柳叶刀》(*The Lancet*)、《英国医学杂志》(*The British Medical Journal*)、《英格兰医学杂志》(*The England Medical Journal*)、《爱丁堡医学杂志》(*The Edinburgh Medical Journal*)等专业医学期刊都可在上海阅读到。上海西医院的医生均毕业于英国顶尖医学院,并通过皇家外科学院考试,获得行医资格。因而,尽管上海在空间上远离欧洲医学中心,和欧洲还存在着相对的时间差,但是,19世纪中期欧洲医学界的"健康"与"卫生"观念还是能在短时间内直接抵达上海。韩雅各在其著述序言中,明确表示他会尽量使用欧洲和美国医学界关于"卫生"和"医学"的研究成果,以西方健康理论和卫生思想为指导,探讨上海的"卫生"(hygiene)问题。[①]

## (一)名称与结构:《热带气候对欧洲人体质的影响》之影响

这一时期抵达中国的欧洲人,尤其是来自温带海洋性气候的英国人,会将处于亚热带季风气候的上海,想象成与印度一般的热带气候。早期来华的西侨可能借鉴到的维护健康的方法,只能是英国人在印度殖民地时期积累的经验。《上海卫生》参考了多篇英国医生发自印度的健康报告,一旦探讨的问题超出韩雅各的上海经验,他便会引用英国医生在印度的治疗原则。

《上海卫生》的主要参考著作是《热带气候对欧洲人体质的影响》(*The Influence of Tropical Climates on European Constitutions*)。该书作者詹姆斯·约翰逊(James Johnson, 1777—1845),英国

---

① James Henderson, *Shanghai Hygiene*, p.2.

海军军医,曾随英国远征军出征埃及、印度,甚至到过中国。回英后,他以东方的考察经历先后撰写了《东方之旅》(1802)、《肝、内脏与神经系统紊乱论》(1820)以及《空气变化或旅行哲学》(1831)等多部著作[①],被认为是19世纪上半叶最有影响的热带气候疾病作家。1813年《热带气候对欧洲人体质的影响》第一版在伦敦发行,1818、1821、1824、1827年再版,共计发行5 000余册。至1841年,约翰逊自觉年事已高,无精力再作修订。他邀请加尔各答海军医院院长马丁爵士(Sir James R. Martin, 1796—1874)参与第6版的修订。新版对老版作了大幅度改进,结构由原来以疾病分类(普通影响、特殊疾病和热带卫生)转向以不同地区的气候特征为主的分类模式(东半球、地中海、非洲海岸和西半球),并添加了许多印度医学的内容。因此,最后作者改为两人共同署名。[②]

韩雅各取书名为《上海卫生》(*Shanghai Hygiene*),明显受到约翰逊《热带气候对欧洲人体质的影响》的启发,后者第三部分名为"热带卫生"(Tropical Hygiene)[③],前者基本结构亦与后者相仿,只是韩雅各又将约翰逊第一部分之"排汗"和"痱子"两部分内容加入《上海卫生》中。

---

① *The Oriental Voyager*, London: James Asperne, 1807; *A Treatise on Derangements of the Liver, Internal Organs, and Nervous System*, 3rd edit., London: Underwood, 1820; *Change of Air, or, the Philosophy of Travelling*, London: S. Highley, 1831.

② James Johnson, *The Influence of Tropical Climates on European Constitutions*, London: Sold by T. and G. Underwood, and Higley and Son, 1813; James Johnson and James Ranald Martin, *The Influence of Tropical Climates on European Constitutions*, London: S. Highley, 1841; James Ronald Martin, *The Influence of Tropical Climates on European Constitutions*, London: John Churchill, 1856.

③ 在约翰逊和马丁合作的1841年版中,"热带卫生"已降至东半球的一个章节,而在1856年马丁版中,热带医学已缩减成第一部分第三章中的最后一小节。

《上海卫生》与《热带气候对欧洲人体质的影响》目录出处对照表

| 《上海卫生》1863 | 《热带气候对欧洲人体质的影响》 | | | |
| | 约翰逊版1813年 | | 马丁版1856年 | |
| | 第一部分 | 第三部分 | 第一部分 | |
| | 普通影响 | 热带卫生 | 热带气候对欧洲人体质的影响 | 肝　脏 |
| 食物 | 排汗 | 总论 | 痱子 | |
| 饮料 | 痱子 | 衣物 | 排汗 | |
| 运动 | | 食物 | 热带卫生 | |
| 衣物 | | 饮料 | 一衣物 | |
| 沐浴 | | 运动 | 一食物 | |
| 排汗 | | 沐浴 | 一饮料 | |
| 痱子 | | 睡眠 | 一运动 | |
| 肝脏 | | 热情 | 一沐浴 | |
| 睡眠 | | | 一睡眠 | |
| 热情 | | | 一热情 | |
| 总论 | | | | |

"肝脏"是韩雅各书中讨论的唯一一种脏器。该节内容来自马丁的1856年版,马丁对消化系统的疾病特别重视,将肝脏和脾脏疾病作为独立章节专门讨论。而韩雅各特别引入此部分内容,是因为他认为"肝脏是身体最大的器官,没有什么器官比它更容易受气温、饮食、排汗、衣物与运动的影响",健康的上海生活之一,就是要懂得保护自己的肝。

## (二)热带的上海:气候决定论

早在古希腊时期,就有一派医家认为,疾病的产生与流行是与自然环境和地理位置相关的。希波克拉底在《空气、水与地方》(Airs, Waters, Places)中阐述了这一见解,此观点对后世医家产生了重要影响。在细菌学发明之前,欧洲医学界对流行病的"起因"解释延续希波克拉底的环境说和中世纪之后盛行的宗教道德观。"对流行病为什么会发生、为什么某些疾病盛行于某些特定地区等问题,医学研究频频提到风、气候、温度、土壤和湿度等因素。"[1]18世纪末,法国皇家医师协会向全国医师展开调查,探究地区的气温、降雨量、风速和风向、气压、可供食品的质量、物价及卫生条件等变量与地区性流行的疾病间的关系。

依此理论,19世纪上半叶来到东方的欧洲医生(包括军医),通过观察记录中国的生态环境和社会文化习俗,为外国人制定了在华健康生活的基本原则。很快,他们就能够以风、雨、晦、明等术语记录描述中国各地区的气候特征。1842年,入驻舟山的英国伦敦海军医院和舰队督察员约翰·威尔逊(John Wilson)首先考察的便是舟山气候与军营疾病的关系。后来他撰写出版了《中国医学笔记》(Medical Notes on China),在书中分析了海军舰队的疾病状况与应对措施。[2]该书的资料和对疾病的观察被韩雅各多次引用。韩雅各认为:"在对任何地方的气候及其对某些体质与各种疾病产生的影响形成看法时,诚实、准确和耐心观察尤为必要。"[3]1863年,英国驻华军医戈登(C. A. Gordon, 1820—1899)详细记录了他居住过的香港、广州、上海

---

① 威廉·拜纳姆著,曹珍芬译:《19世纪医学科学史》,第76页。
② John Wilson, Medical Notes on China, London: John Churchill, 1846.
③ James Henderson, Shanghai Hygiene, p.45注.

和天津四大城市的气象数据。戈登解释称是为了"考虑气象条件对一些现象和某些疾病流行性的影响"[1]。

韩雅各深受气候决定论的影响,他认为在像中国如此之大的地表区域,不同地方的气候肯定是多种多样的:

> 在一个涵盖了整个宜居地球十五分之一的疆域里,气候究竟会在多大程度上有所不同呢?当然,这样一个深深影响人的健康,进而影响人的幸福的问题,需要我们尽可能予以万分关注和最仔细的调查。[2]

韩雅各发现在中国不同地区有不同气候,气候的多样性适合各种病人,但"有关中国的气候几乎没有任何记载,尽管在过去18年或20年里,外国人频繁造访上海,但除了'气候恶劣'或是'非常平坦的地区',或是说些含糊不清的话之外,他们对上海的气候问题只字不提"[3]。

1861年5月21日,韩雅各在皇家亚洲文会北华支会演讲《改变气候的物理因素简论》。[4]该文的模板来自马丁1856年版之《热带气候对欧洲人体质的影响》中的第一部分:"加尔各答的物理气候概述,孟加拉物理气候的一般因素考察。"作者从温度、湿度、土壤、排水与耕作、河流、海拔、山脉、盛行风、地区朝向、树木与植被等十个方面详细探讨了气候与生态环境等

---

① 查尔斯·亚历山大·戈登著,孙庆祥、计莹芸译:《一个英国军医的中国观察实录》,上海:学林出版社,2018年,第6页。
② James Henderson, *Shanghai Hygiene*, p.74.
③ James Henderson, *Shanghai Hygiene*, p.75.
④ 王毅:《皇家亚洲文会北中国支会研究》,上海:上海书店出版社,2005年,第184页。该书将演讲题目译为《气候改变的物理因素》。

因素，会如何影响到人类的健康卫生。该文的核心内容被收入《上海卫生》，作为上海健康生活的补充资料。韩雅各还将中国的气候与同纬度的欧洲地区进行比较研究，认为这种比较对不同类别的病人以及患同种疾病的同类病人，皆有裨益，因为"我们应该好好研究气候，并迎合我们居住之地的天气秉性"①。

《上海卫生》中涉及的"衣物"、"排汗"、"痱子"甚至肝脏等内容都是围绕着这一理论展开的。比如韩雅各发现，在上海秋天因天气突然转凉，人们容易得腹泻、痢疾、疟疾，原因在于9月早晚都很冷，若不添加衣服的话，就易得病，晚上更是要加上两条毛毯。韩雅各在书中告诫西人，"即使在最热的天气里，也应该在腹部盖条毯子。四肢和胸部可以露在外面，但是腹部不盖好被子就睡觉，是绝对危险的"②。读这段话时，仿佛是在听一位上海老外婆的唠叨。"痱子"，或许是欧洲人到了亚洲之后会遭遇到的最尴尬的事，因此，约翰逊会在书中专列一节来讨论这个看似很小，却让人极为不舒服的身体问题。针对欧洲人的这个苦恼，韩雅各的经验极具上海特色，他一再建议，可用"蒲扇"缓解排汗。

## （三）欧洲的医学知识

撰写《上海卫生》时，韩雅各在上海已经工作了三年，也是他离开母校爱丁堡大学的第四年。19世纪前叶的爱丁堡大学的医学教育和科学研究居于世界前列，可称为近代医学教育的摇

---

① James Henderson, *Shanghai Hygiene*, p.74.
② James Henderson, *Shanghai Hygiene*, p.37.

篮。这使得韩雅各有机会学习到世界最新的医学知识,他倾其所学将欧洲最新医学知识融入书中。这部仅有100页的小册子所提及的同时期医学家、化学家和生物学家多达60余位,加上古典医学家和哲学家,全书出现有名有姓的科学家超过70人。

书中介绍的最新实验医学成果和医学思想有:现代化学之父拉瓦锡(A. de Lavoisier, 1743—1794)的"排汗"、肺部等实验,法国神经学家、实验神经科学创始人弗卢朗(Jean Pierre Flourens, 1794—1867)的"百岁论"观,德国化学家李比希(J. von Liebig, 1803—1873)的茶分析表,"近代生理学之父"瑞士科学家哈勒(A. von Haller, 1708—1777)内分泌液的测量以及细胞学说的奠基人德国生理学家施旺(Theodor Schwann, 1810—1882)、施莱登(M. J. Schleiden, 1804—1881)、米勒(J. Peter Müller, 1801—1858)和英国神经生理学家塞夸尔(C. E. Brown-Séquard, 1817—1894)等在生理学、病理学、组织学、病因学方面的学说成就。治疗方面有"英国希波克拉底"之称的内科医生西德纳姆(Thomas Sydenham, 1624—1689)。

《上海卫生》涉及的医学学说有:17、18世纪盛行的,19世纪开始走下坡路的机械唯物论;从中世纪延续下来的瘴气学说。治疗上,遵循希波克拉底体液学和古希腊的自然疗法思想,以及正在冉冉升起的热带病学概念,等等。因而,看似通俗科普读物的《上海卫生》,却是一部反映19世纪上半叶欧洲医学教育、卫生理念和医学科学前沿动态的著作。

19世纪上半叶,欧洲医学正处在瘴气理念向细菌学过渡的时代,对于传染性疾病传染源问题的探讨有三种观点:1)瘴气理论体系下的环境污染所致;2)前细菌学说的接触性传染;

3）介于两者间的偶然性传染。韩雅各本人的观点基本倾向于第三种，他既认可瘴气学说，相信疟疾等病是由瘴气所致，又注重科学实验的证据，发现化学实验在某些细微物质中测不出瘴气，期望显微镜能帮助解决问题。①《上海卫生》参照较多的也是持第三种观点的苏格兰医生柯普兰（James Copland, 1791—1870）的观点。

柯普兰是英国非洲商人公司（The African Company of Merchants，非洲殖民地的贸易公司代表，类似负责东方贸易的东印度公司）的医官。集殖民地医学、热带性疾病经验于一身的柯普兰热衷写作，畅述西非医学、地形学以及如何在热带非洲对付疾病，健康卫生地生活，著有《消化不良、体弱多病与康复期患者的饮食与养生》。②回到伦敦后，柯普兰经历了伦敦霍乱大流行，在此期间，他撰写了《伦敦和大城市的排水系统和污水系统：它们的弊病和根治方法》③，提出了改革城市卫生的建议，被称为"柯普兰法则"（Dr. Copland's rule）。它构成了《上海卫生》最后部分的基础，韩雅各关于上海城市卫生建设的思想即来源于柯普兰的几部卫生著作。

值得一提的是，韩雅各在书中大篇幅地引介了南丁格尔（F. Nightingale, 1820—1910）的那份著名的调查报告——《南丁格尔女士向皇家委员会提出的军队卫生状况之证据》（*Evidence Given by Miss Nightingale before the Royal Commission on the*

---

① James Henderson, *Shanghai Hygiene*, p.82.

② James Copland, *Of Diet and Regimen for Dyspeptics, Valetudinarians, and Convalescents*, London: A. Spottiswoode, 1840.

③ James Copland, *On the Drainage and Sewage of London and of Large Towns: Their Evils and Their Cure*, London: Longman, Brown, Green, Longmans, and Roberts, 1857.

*Sanitary Condition of the Army*）。[1]在中国读者的心目中，南丁格尔是创建近代护理学的"提灯女神"，却很少人了解她同时是倡导英国军事医学改革和建立城市公共卫生法案的重要推手，不仅如此，她还是瘴气学说的坚定捍卫者。她认为空气新鲜与否决定病人的健康和死亡，主张通过制定公共卫生法案，改善城市公共卫生设施，增添住宅排水系统。通过调查驻印度英国军队的卫生状况和克里米亚战场上的战地医院，南丁格尔在报告中指出：糟糕的排水系统、被污染的水、过度拥挤和通风不良，是军营中士兵健康状况恶劣、高死亡率的重要原因。韩雅各所介绍的这份报告对英国军队的医事卫生改革产生了重要影响。

在对疾病战无不胜的细菌学时代尚未降临时，西方的病理学论断依然因循着传统体液学说。在华西医明确感觉到已有的知识不能解释所有疾病现象，"对身体不适的解释往往是模糊的，选用的词语亦是不确定的"。比如在想象中的热带上海，医生告诉病人，不适的感觉是因为"从非常寒冷的地区移居到一个炎热的环境下"。按体液学说原理，疾病形态无非就是"流汗"和"胆汁分泌的问题"，后者又分为"胆汁分泌过多"、"胆汁分泌减少"和"变质胆汁的分泌"三个特征。

从韩雅各的立场可以看到，及至19世纪60年代，大部分欧洲医生对因微小物质而导致接触性传染的观点——细菌学说——还处于观望的状态。因此，亦有学者研究认为，那个时期，医学科学对最致命的流行病没有任何影响。[2]

---

[1]　James Henderson, *Shanghai Hygiene*, p.96.

[2]　Simon Szreter, "The Importance of Social Intervention in Britain's Mortality Decline ca.1850–1914," *Social History of Medicine*, 1988(1), p.1037.

# 四、在上海健康生活的准则

寄寓在上海租界的外侨,在很短的时间内就建造出一个与欧洲世界相仿的小城市。在这里,他们有足够空间与自由保持原有的生活方式,生活质量甚至超越原先的水准。然而,开埠后的上海的生态环境与英国工业革命后的大城市不可相提并论——上海租界是在一片沼泽上建立起来的,没有工业污染,生活在租界里的外侨也不用担心因贫穷而丧失维护健康的能力。恰如韩雅各抵沪的第一天,便是冒着大雨,蹚着过膝的泥泞,穿过昏暗的上海里弄,找到了英国领事馆。[①]这是上海给他留下的第一印象。韩雅各说:"我们在上海的生活,完全是一种特殊的城市生活,它改变了我们之前在伦敦、利物浦或曼彻斯特的基本生活习惯。"[②]

这提醒我们注意,西来侨民在上海不可能遭遇英国工业化大都市特有的疾病环境。上海不可能建立与伦敦完全一样的城市卫生模式,考察晚清上海的卫生生活同样不能参照伦敦的范式。

以健康科学和道德原则为经纬,从食物、饮料、运动、衣物、沐浴、睡眠和热情等诸方面设定保护健康的原则,构成了《上海卫生》的全部内容,以指导侨民掌握维系健康的知识和可执行

---

① James Henderson, "Sanitaria for Shanghai," *The North-China Herald*, March 26, 1864, p.2.

② James Henderson, "Sanitaria for Shanghai," p.2.

的实践活动。《上海卫生》的创作初衷是应付疾病、降低死亡率，医生韩雅各强调只谈"卫生"（hygiene）方法，不涉及医学治疗。

韩雅各开宗明义指出：

> 没有什么比眼看着一个人因病不起甚或客死他乡，更令人感到悲哀的了。一个人的健康就是其最大的财富，没有健康，财富有何用？一个人会努力积攒财富，难道不该为保持自己的健康和拯救生命做些什么吗？[1]

言下之意，保身之道首先要保命。在上海仁济医院工作三年后，韩雅各决定以他在本地生活多年所积累的经验，对事实的观察和了解，向欧洲人分析影响疾病的因子，并向初来乍到的欧洲人介绍本地气候，以及对他们现在和未来的影响。[2]

> 我首先要说的是，还算健康的欧洲人刚到上海时几乎完全自己照料健康问题。如果他注意食物、饮料、运动和衣物等这些问题，就不必害怕这里的气候。[3]

西方人来到中国之前，会关心"中国人吃什么？他们不食牛肉和面包；不尝羊肉不喝牛奶，不用黄油也不享受奶酪；他们吃家禽和鱼类、猪肉和狗肉、老鼠和大米、玉米和小米、小麦和大麦、南瓜和土豆……为什么他们有那么多的品种吃？"[4]当欧洲

---

[1]　James Henderson, *Shanghai Hygiene*, p.2.
[2]　James Henderson, *Shanghai Hygiene*, p.2.
[3]　James Henderson, *Shanghai Hygiene*, p.2.
[4]　William Dean, *The China Mission: Embracing a History of the Various Missions of All Denominations among the Chinese*, New York: Sheldon & Co.1859, p.7.

乡村的冒险家们来到上海的人间乐园时,恐怕没有想到,他们得病的一个重要原因就是饮食过量和吃下品种过多的食物——腹泻成为在沪西侨最常见的疾病。

那么,夏季在上海吃什么最卫生?不是水果,"在炎热天气里唯一绝对安全的上海蔬菜就是大米,它足以满足营养与健康的所有需要"①。韩雅各以自己为例,两年来自己在上海已能基本保持和英国老家一样的生活方式,没有生过一天病,有资格对上海水果和蔬菜评头论足。他认为夏季上海的每一例腹泻、痢疾和霍乱都可以直接或间接地在上海水果上寻到根源,原因在于中国农民用大粪作为肥料。他一再强调,夏、秋季沉溺于上海水果,与保持优质的健康生活不和谐。

不过,韩雅各的这一观点当即遭到上海的欧洲人反驳,《北华捷报》评论道:

> 我们观察到韩雅各医生对饮食的要求非常严格,他在主张饮食不要过于奢侈的同时,要求不吃新鲜的蔬菜。这对素食者来说似乎是反常的,他们认为自己是最有节制的食客,没有任何一种食物比水果更有益于健康。②

但是《北华捷报》对韩雅各强调在上海生活自由放纵有害健康的观点持肯定的态度,因此,《上海卫生》刚一上市,《北华捷报》便转载了"食物"一节的内容,以提醒侨居上海的欧洲

---

① James Henderson, *Shanghai Hygiene*, p.9.
② "By James Henderson, *Shanghai Hygiene: or Hints for the Preservation of Health in China,*" *The North-China Herald*, June 27, 1863.

人要学会健康饮食。[1] 两年后的春夏转换之际,《北华捷报》又一次提起韩雅各不主张吃蔬菜和水果的观点,认为对英国人而言,没有蔬菜和水果的生活是不能接受的,于是,媒体指导读者"只要仔细洗干净就行了"[2]。

在炎热的夏季,韩雅各推荐的最佳饮料是茶和咖啡,这些是比酒精更营养更健康的饮料。[3]茶和咖啡并非营养饮料,但它们对神经系统的作用相似,那是一种营养性物质,它们会延缓身体组织的分解。有意思的是对茶效果的解释,韩雅各倾向于学理方面的阐述:

> 通过喝茶和咖啡,身体得以维持和支撑,因为它们可以防止身体组织产生废物。如果没有它们,当身体或精神产生巨大消耗时,这些废物会更快地产生,人也因此会更快地感到筋疲力尽。[4]

以如此理由推荐茶叶,无论是晚清的东方人,还是当今的学者,恐怕都无法理解。这个思路遵循了西方解剖学的传统学说,相信人脑的思维受肌肉运动的控制与影响。韩雅各如此推荐自己的生活方式:

> 在上海的头两年里,我没喝过比茶和咖啡更浓烈的饮品。天热的时候,我早上泡两瓶茶,里面加一点

① "By James Henderson, *Shanghai Hygiene: or Hints for the Preservation of Health in China.*"
② "Editorial Article," *The North-China Herald*, June 22, 1865.
③ James Henderson, *Shanghai Hygiene*, p.31.
④ James Henderson, *Shanghai Hygiene*, p.31.

柠檬酸,整天喝这个,既提神又舒服。[1]

在《上海卫生》的框架里,"运动"、"衣物"、"沐浴"和"睡眠"亦是与健康卫生相关的元素。比如,有益的运动会让"整个身体焕发出健康的光彩"[2],"睡觉的意图和目标是重获生命力,使疲惫的身体得到恢复"[3]。在"衣物"方面,作者介绍了已在上海生活了一段日子的欧洲人的经验,他们认为法兰绒(flannel)质地的服装比棉布更适合上海。[4]夏季则穿亚麻布服装为宜。上海的西医认为上海生态和疾病环境都同英国相异,要减少腹泻或是痢疾,不仅需要药物治疗,而且还要改变空气质量,只有令人心旷神怡的天气,才能完全康复。[5]

晚清传教士曾批评中国人没有沐浴的概念,认为"水"对中国人而言,就是用于泡茶和烹饪,"中国人似乎对水缺乏实践性知识,他们并不懂得沐浴(或者说个人清洁),这是他们不同于所有其他民族(特别是那些住在温暖地区或温带地区的东方民族)的诸多事例之一。从出生到死亡,他们真的不洗澡。据我观察,唯一一种替代形式,就是用热水把一块布浸湿,轻轻擦脸和手,还是有社会地位的人"[6]。与西方医生对上海气候错误判断相一致的是,晚清在华西方人的傲慢与偏见在此暴露无遗。

据史料记载,中国在明代吴地已有浴室,前池后釜,中间有砖墙隔开,池底有管道与釜相通,釜下燃火烧热水与池中冷水

---

① James Henderson, *Shanghai Hygiene*, p.32.
② James Henderson, *Shanghai Hygiene*, p.36.
③ James Henderson, *Shanghai Hygiene*, p.59.
④ James Henderson, *Shanghai Hygiene*, p.40.
⑤ James Henderson, *Shanghai Hygiene*, p.13.
⑥ James Henderson, *Shanghai Hygiene*, p.45.

不断交流混合,逐渐增温,成为混堂。<sup>①</sup>只是上海的澡堂始建于开埠二十余年后的同治年间,当时有盆汤弄的"畅园"和紫来街的"亦园"。<sup>②</sup>这些园子混堂是否受到上海外侨生活的影响而开设,目前还没有更多史料可以探究此话题。《上海卫生》教导大家:"如果你想少花诊疗费,那就去洗澡。"

# 五、卫生道德: 个人的道德教化与
# 公共空间的卫生政治

《上海卫生》中有一个至关重要的概念,即卫生的道德教化,"卫生就是保护健康的手段,它构成道德和医学科学的一个分支"。19世纪上半叶,卫生的道德指标有着两层含义:一是传统的宗教"罪恶"致病论;二是个人和政府对维护社会公共空间安全和卫生的道义责任。

卫生道德是《上海卫生》的核心。作者引用英国医生威廉姆斯(G. Williams, 1762—1834)的观点:

> 思想和物质结合得太紧密了,不能分开研究或区别对待。医学本身就是要思考并治疗整个人,包括身体、道德和智力。<sup>③</sup>

---

① 旧上海风情, http://www.360doc.com/content/13/0621/21/178233_294611941. shtml, 2015/1/4。
② "最早的澡堂", 吴申元:《上海最早的种种》, 上海: 华东师范大学出版社, 1989年, 第79页。
③ James Henderson, *Shanghai Hygiene*, p.61.

韩雅各对欧洲人在上海放纵的生活态度和无节制的不道德生活方式深恶痛绝，他警告欧洲有钱人，夜夜笙歌的生活很快会切断他们在热带的"生存之路"，因为"即使在最温和的气候中，大自然的秩序也决不会以有罪不罚的方式逆转"。[①]在"热情"一章中，韩雅各告诫生活在中国的欧洲人：

> 宗教和道德约束的消失，堕落的诱惑，手段的便利，"榜样"的驱使，才是享乐的真正原因。至于热带地区放荡行为所产生的后果——读者可以放心，这些人会发现(也许为时已晚)——比在欧洲更危险、更具破坏性。[②]

对寓华西侨奢靡放纵生活的批判贯穿了《上海卫生》全书。韩雅各的卫生道德观还有非常积极的一面——倡导个人承担起维护城市卫生空间的道义责任。19世纪30年代的英国，推进城市公共卫生运动的是一批医生、卫生官和律师。他们关注穷人与疾病的关系，考察济贫院，调查英国劳动人口的卫生状况，揭示疾病与贫穷间的恶性循环是城市健康危机的本质。他们举个人之力，或以少数人的影响力，积极推动政府制定新"济贫法"(1843)，促使城市公共卫生建设政治化和法制化。

韩雅各不仅思想上受此影响，在行为上也以他们为榜样，自觉充当起城市公共卫生建设的推进者，向上海工部局提出改善城市卫生条件的建议。上海租界公共空间的管理以与上海

---

① James Henderson, *Shanghai Hygiene*, p.59.
② James Henderson, *Shanghai Hygiene*, p.66.

道台签订的《土地章程》为基准,其中已涉及相关的卫生法法规。[1]但从医生角度考察,韩雅各以为租界的基础设施和现有卫生条件不能满足市民健康生活的需求。上海外国人死亡率居高不下,多源于流行病和传染病。依照近世以来欧洲城市发展的经验,17世纪以降,欧洲因各种瘟疫导致的高人口死亡率,就是通过卫生科学技术,改进城市街道、排水排污系统、房屋建筑卫生设施而得以降低的。他借用柯普兰法则向工部局提出城市卫生建设的原则。

在现代社会,个人的卫生道德和社会公共领域的安全保障,都需要借助政府的力量和法制原则去推进并规范。政府的卫生职责是保障人民的生命、健康和财产,以法令贯彻之,承担捍卫城市卫生和市民健康的社会责任。"成千上万的民众的健康和福祉取决于工部局的行动。"[2]韩雅各感慨彼时政府、法律人士、经济学家对这些问题关怀甚少,他倡议在沪的外国绅士多思考公共或私人的健康道德,关注社区福利,提高自己的声音,施展自己的影响力,倡导卫生以保护健康。他坚信"公共道德与私人道德对人群健康和福祉的影响力巨大"[3]。

值得注意的是,此时的韩雅各已经预见到了公共卫生对维护健康城市的价值和意义:

> 我认为,国内外健康状况的改善,以及死亡率的
> 大幅度下降,很大程度上归因于本世纪医学科学的巨

---

① 陈蔚琳:《晚清上海租界公共卫生管理探析(1854—1910)》。
② James Henderson, *Shanghai Hygiene*, p.90.
③ James Henderson, *Shanghai Hygiene*, p.66.

大进步,生理学、病理学和疾病原因得到阐释,相应的治疗方式得以改进。然而,没有人会怀疑疾病现在通过卫生措施得到了预防,它们的类型也发生了变化。通过适当的排水、耕作、清洁的习惯以及良好的政治和社会状态,公共卫生正在(并将永远)得到改善和维护。①

这应当是最早的关于城市公共卫生建设的论述。

# 六、《上海卫生》与晚清上海城市卫生史的研究

韩雅各相信许多疾病可以避免,生命亦可以挽救。1864年他在《北华捷报》发文建议在上海建疗养所,探讨在上海创建健康生活。②可是,他偏偏未能指导自己的健康,繁忙的医院和传教工作致使他积劳成疾。1865年4月,疲惫不堪的韩雅各终于放下医院工作,前往欧洲人所认为的最佳疗养地——日本长崎休养。不幸的是,7月30日,他在长崎去世,年仅35岁。③韩雅各在沪生活工作前后不足五年。

从医之余,韩雅各勤于笔耕,从事学术研究。1860年他进入皇家亚洲文会北华支会担任秘书,1861年成为会员,1864

---

① James Henderson, *Shanghai Hygiene,* p.61.
② James Henderson, "Sanitaria for Shanghai," p.2.
③ "Memorials of James Henderson, M.D.," *Medical Missionary to China*, p.201.

年担任副主席。其间,他在亚洲文会会议上宣读了《改变气候的物理因素简论》(Notes on Some of the Physical Causes Which Modify Climate)、《中国人的性格》(The Character of the Chinese)和《华人的医学与医术》(The Medicine and Medical Practice of the Chinese),对中国疾病产生的原因和疾病特性、中国的医学知识进行分析评判,其中《改变气候的物理因素简论》和《华人的医学与医术》两篇文章均发表在《皇家亚洲文会北华支会会刊》上。[①] 此外,他还在中华医务传道会上海分会的会议上发表《医学传教》(Medical Missions)演讲。[②]1865年9月8日,上海亚洲文会委员会表示“本会因失去不知疲倦的韩雅各医师而蒙损失”[③]。

韩雅各遗留下的这部《上海卫生》,是专门为在热带环境生活的西方人而设计的卫生保健指南,在19世纪下半期就已丧失其健康咨询的意义。[④]然而行文之间,他一直试图解释一个关键问题:什么是医学的“科学”?他在最后总论中指出医学是一种不能预测结果的学科,或者结果模糊的学科。虽未找到最后答案,但《上海卫生》之于19世纪的上海城市史和卫生史研究,却是难得的历史文献。作为近世第一部以卫生命名、有着鲜

① "Notes on some of the Physical Causes Which Modify Climate," *The Journal of the North-China Branch of the Royal Asiatic Society*, new series I, 1864:142-158; "The Character of the Chinese," *The Journal of the North-China Branch of the Royal Asiatic Society,* new series II, 1864:21-69.

② *Life of James Henderson, M.D.* p.120.该文当时亦投给《皇家亚洲文会北华支会会刊》,未见刊出,故具体内容不详。

③ "Summary of Proceeding," *The Journal of the North-China Branch of the Royal Asiatic Society*, No. II, 1865:185.

④ "Dr. Alexander Jamieson's Report on the Health of Shanghai for the Half-year Ended 31st March 1872."

明区域性特征的实用手册,它的学术价值在于可启发当代研究者重新思考近代上海疾病史和卫生史的若干问题。

## (一)上海卫生史研究的视角

英国著名医学史家罗伊·波特(Roy Porter, 1946—2002)在研究近代英国卫生史时,采取的方法是在城市背景下观察日常的卫生行为模式。这套方法被美国学者罗芙芸在研究天津城市卫生时所借鉴。由一个城市的卫生观念改变到卫生城市的现代性分析,《卫生的现代性——中国通商口岸卫生与疾病的含义》一书所展示的史学研究的新方法和新视角,激发了中国学者对此领域研究的兴趣,上海公共卫生史成为近十余年上海史研究比较偏爱的题目。① 与上述两位研究者重视从日常行为考察"卫生"观念之演变相较,关于上海城市卫生史的研究集中在租界公共卫生,如考察和梳理租界制定的卫生法规和城市卫生设施的建设、传染病的防疫措施等。

近代"卫生"观念是通过日常行为演绎,设立法规改善传统的卫生习惯而逐渐创建并产生影响的。如果说卫生法规的确立和卫生设施的改善是"卫生"观念变化的结果或是体现,那么,有个问题是无法回避的:影响这些法规和实践操作的近代"卫生"观念的理论基础是什么?指导法规的设计者和执行者们的"卫生"意识是什么?

晚清的香港、广州、上海、北京和天津等城市曾居住着一定数量的西方人,由此形成一个特定的文化圈。在上海,"至少有

---

① 李忠萍:《"新史学"视野中的近代中国城市公共卫生研究述评》。

三个层面,即西化、半西化和上海式华化。第一个层面,体现于统治这个都市的外籍纳税人和传教士等的生活方式。这些来自西方不同国度和民族的真正外来人,各自的习惯、信仰、理想、追求等,其实很不相同,共同点只在于都不受华人文化的同化,因此可视作由时间与空间因素集合在上海的西化群体"①。这群生活在上海的西方人所理解的"hygiene"究竟包含哪些因素?他们的日常卫生行为模式是怎样的?英文"hygiene"怎样通过他们的日常生活和卫生行为传达到中国人的视野中,在中文"卫生"和西文"hygiene"之间有怎样的差距?这些问题鲜有人研究。

追溯上海公共卫生史研究,会发现上海租界卫生史研究的时间节点往往始于斯坦利(Arthur Stanley)到工部局卫生处任职,卫生处着手履行对管辖区公共卫生的监督与管理的1898年。即便研究的视角上探至19世纪40年代,关注的焦点依然集中在操作层面的公共卫生事务。②目前仅有的这方面研究是程恺礼(Kerrie MacPherson)的《一片沼泽地:上海公共卫生的起源,1843—1893》一书。作者充分使用《上海卫生》《海关医报》《医院报告》和《北华捷报》等同类的西文史料,探究了19世纪下半叶生活在上海的西化群体的卫生观念和卫生行为。③因为这是部英文专著,其对中国学术的影响并不理想,不幸的是它又

---

① 《晚清上海文化——一组短论》,朱维铮:《音调未定的传统》(增订本),杭州:浙江大学出版社,2011年。
② 上引陈蔚琳和马长林文。
③ Kerrie MacPherson, *A Wilderness of Marshes: The Origins of Public Health in Shanghai, 1843-1893*, Hong Kong: Oxford University Press, 1987;余新忠认为彭善民的研究时段差不多是程恺礼早期开拓性研究的接续。余新忠:《卫生何为——中国近世的卫生史研究》,第139页。

被中国学者视为代表了西方中心论观点①，单以西文资料视角研究西方人在上海的生活。

上海城市建设之所以对中国近代城市的发展有着示范效应，关键在于上海活跃着一批纯粹的西人团体及由此形成的西式社区。若不思考创建这个示范区的先驱们的"健康"需求、他们所理解的"卫生"观念的本质、构成的历史背景和知识体系，许多涉及城市的公共卫生设施和法规设计的问题便无法解答。比如，韩雅各提出的改善城市卫生条件的目的是降低因流行病而导致的高死亡率。他向工部局提议的8项卫生原则，其知识基础就是建立在17世纪欧洲城市对付传染病的经验和19世纪上半叶西方医学对流行病病因的认知上。

## （二）历史语境中"卫生"及其观念的演变

《上海卫生》揭示出的事实是，19世纪前半期在上海出现过的"卫生"观念与我们所理解的近代"卫生"观念之间存在着一定的差距，彼时的"卫生"概论和"健康"框架远比我们想象的复杂。

《上海卫生》是19世纪中国境内第一部以"卫生"（hygiene）命名的著作。"卫生"原义是希腊语，表示健康状态，虽然该词早就存在于《百科全书》中，但在18世纪欧洲，没有哪本书里出现过。②至19世纪初期，"卫生"与健康的关系发生变化，话题由原先集中在"维护"和"保持"健康的问题，演变成有利于保持健

---

① 李忠萍：《"新史学"视野中的近代中国城市公共卫生研究述评》。
② 乔治·维伽雷罗著，许宁舒译：《洗浴的历史》，桂林：广西师范大学出版社，2005年，第196页注。

康的措施和知识。"卫生学"成为医学的独立分支,自成体系的知识总汇,由"空气、水、饮食、衣着、居住"等相关元素构成,"卫生"观念和规则通过文论和手册阐发。

若按现代法国学者的观点评判,以"水、空气、光线"为元素的卫生概念,不能体现19世纪上半叶卫生观念的特点,因为与它们相关的大部分观念和18世纪医生的观念是一脉相承的。真正体现这一特点的是在基础设施上的投入,这种投入应归结于全新的卫生理念。[①]这一观点证实19世纪上半叶的欧洲"卫生"概念还夹杂在前近代和近代卫生观念变化的中间,既保留了"卫生"是保持"健康"的传统,又提升了"卫生学"的政治地位,担当起捍卫城市和人群健康的公共职责。

《上海卫生》充分体现出这一过渡时期的特征。是否有必要重新检讨"卫生"观念在中国的传播、"卫生"术语的翻译与解释呢?尽管《儒门医学》对近代卫生知识有所涉略,中文"卫生"术语也在1881年就出现在上海,之后还有1883年嘉约翰(John G. Kerr, 1824—1901)讨论服装、饮食和住宅的《卫生要旨》,然而,当代中国学者并不认可传教士所选用的"卫生"解释,因为按照日本人长与专斋在明治七年(1874)前后所译"卫生"(hygiene)之内涵,是蕴含卫生事务、公共卫生管理和国家责任等的公共卫生理念,简单地说就是传染病防治的疫苗注射、城市道路、排污系统、卫生机构设置等执行方面的事务。相比之下,傅兰雅和嘉约翰所译所释之"卫生"都属前近代的传统观念

---

① F. Beguin, "Les machineries anglaises du comfort," in *L'haleine des faubourgs* in *Revue Recherches*, Fontenay-sous-bois, 1977, p.161.

或是借用中国传统的术语,以取悦中国士大夫,不能与长与专斋所重新发现的"近代卫生"观念相提并论。①

如果回到19世纪的历史语境,无论是60年代的欧洲还是80年代前的上海,"卫生"(hygiene)都不是"一门以近代实验科学为依据和基础的行为和学问,其关注点不是自我内在的调节(养内),而主张利用科学知识和社会与国家力量去改造外在生存环境以使之更适合人的健康需要"②。由《上海卫生》展示的19世纪60年代的上海外侨的卫生生活图景,依然是以养内和自我控制的道德约束为准则,维护生命和健康生活。难道他们的卫生习惯和维护健康的方式不能代表同时代的欧洲卫生观念吗?况且,那时上海的城市公共卫生的意识已开始觉醒。③

令人不解的是,上海是近代公共卫生的示范城市,上海又诞生了最早的"卫生"中文译文,上海西化群体以欧洲最先进的卫生方法调理自己的生活,并在城市推进"公共卫生"法规法令,对于这些史实已有不少研究成果,可我们偏偏要相信"卫生"一词由长与专斋翻译,由日本传入中国。

恰如19世纪欧洲将上海想象为热带地区一样,卫生保健参照对付热带疾病的方法设计,是空间辨识的错误;以细菌说发明之后形成的医学治疗观和公共卫生活动去否定19世纪上半叶的卫生观念和方法,是无视知识进化的时间过程,概念的演变

---

① 余新忠:《晚清"卫生"概念演变探略》;张瑞:《论"卫生"在晚清的含义——以〈卫生学问答〉与〈中外卫生要旨〉为中心》,《河北学刊》,第33卷第3期,2013年5月,第180—183页。
② 余新忠:《晚清"卫生"概念演变探略》。
③ 韩雅各引用了一位上海商人的话:"在这个'模范租界'的过去十年或十二年间,公共卫生已得到惊人的改善。" James Henderson, *Shanghai Hygiene*, p.78.

和观念的进步都是在时间的长河中产生并完成的。

《上海卫生》中的"卫生"不是现代的卫生,是19世纪上半叶的"卫生",是在前行到细菌学时代路上的"卫生",无法以当代"卫生学"的概念和知识体系作学术的评判。只有回到历史的语境中和科学发展的历程中认识"卫生",才能辨别晚清至民国初年,在中国流行的"卫生"和"公共卫生"间的差异,探求"卫生"知识的本源,厘清中国卫生知识转型的历史。

《上海卫生》是一本只有100页的小书,翻译难度极高,表现在两个方面:一、该书写作于19世纪,语言习惯和术语与现代英语大相径庭,如何在既保持历史语境又能让现代读者读懂的前提下,准确地译述作者的思想,需要极高的翻译技巧;二、该书涉及的专业知识极为丰富,其中部分知识和理论已被现代医学淘汰,论及的人物更是众多且繁杂。上海社会科学院历史研究所的赵婧以大量专业性注释,清晰明了地阐释了相关的术语、人物、理论和学派,为读者提供了翔实的知识和人物背景。从某种意义上而言,这并非一本单纯的译作,而是在译注叠加基础上完成的一部新的学术著作。

2021年5月22日

# 译 者 序

韩雅各(James Henderson)在西医东渐的历史中地位晦暗不明。他于1829年出生于北苏格兰荒野上的一个小农舍里,幼年时期在贫穷和动荡中度过,直到16岁才开始学习读写。凭借"有志者事竟成"的信念与毅力,他仅仅用了10年时间就成为了爱丁堡皇家外科学院的一员。在海外成为一名受欢迎的外科医生是他的夙愿。1856年12月他参加了爱丁堡医学传教士协会(The Edinburgh Medical Missionary Society)的一次会议,而后决心成为一名医学传教士。1859年他向伦敦传教会(The London Missionary Society)董事会提出申请,董事会一致同意他加入,并派他前往中国。

上述有关韩雅各的生平记载见于1873年出版的《韩雅各医学博士生平》(Life of James Henderson, M.D., New York: Robert Carter and Brothers, 1873)一书,这是有关韩雅各最早的较为全面的传记。作为来华基督教新教传教士的一员,韩雅各的事略也被伟烈亚力(Alexander Wylie)《基督教新教在华传教士名录》(Memorials of Protestant Missionaries To the Chinese, 1867)一书收录。高晞和李尚仁等医疗史学者曾专文探讨韩雅各的医学思想(高晞《十九世纪上半叶的上海卫生——观念与生活》,上海市档案馆编《上海档案史料研究》第18辑,上海三联书店,2015年;李尚仁《气候、节制与健康:韩雅各论欧洲人在上海的卫生之道》,《成大历史学报》第55号,2018年12月)。苏精在其新作《西医来华十记》(中华书局2020年)中对上海第一位中国人西医黄春甫的论述中,对韩雅各也有所论及。

韩雅各的医学传教生涯集中在上海仁济医院,他是仁济医院创办后的第三位实际负责人。他在此实施外科手术,据说在仁济医院的前几个月时间里,他在黄春甫的帮助下,治疗了大约两万名病人,手术主要是眼科、骨科等病例,使用氯仿麻醉术。他也进行过尸检,这一点他在《上海卫生》(Shanghai Hygiene,由上海美华书馆 [Presbyterian Mission Press] 1863年出版)中也曾提及。他还努力改善医院及周围整体环境,并负责撰写仁济医院年报。尽管如此,他的声望远不及他的两位前任。

仁济医院的创办者雒颉(William Lockhart)分别于1843年创办上海仁济医院、1861年创办北京施医院(后演变为协和医院),是英国在华医药传教事业当之无愧的开创者。雒颉的继任者合信(Benjamin Hobson)虽主持仁济不到两年时间,但其到上海之前已在澳门、香港、广州等地开展医学传教活动近二十年,并以翻译西医书籍著称。仁济医院的中国人西医黄春甫的医学活动经历了整个19世纪下半叶,相较之下,韩雅各在仁济医院时期的活动似乎逊色不少,且较少被后世提及。从1860年4月接掌仁济,到1864年10月离开上海前往汉口,不过短短四年光景(其间还有八个月回英国结婚)。此后韩雅各赴日本长崎养病,具体病因不明。

长崎温暖宜人,适宜居住,与意大利那不勒斯的地中海气候相近,这是韩雅各在《上海卫生》一书中表达的观点,或许也是他将长崎作为疗养身体的最后希望之地的原因。在韩雅各看来,热带气候对欧洲人体质的影响是巨大的,初来乍到者必须在每天的生活中小心再小心,谨慎再谨慎,遵守他所提出的诸多保健准则,才有可能保持健康。他在书中现身说法,宣称自己在上海的生活方式与在英国本土时几乎如出一辙,因此没有生过一天病。遗憾的是,这种自负的宣言似乎只停留在纸面,没能确保他安然无恙。在本书写成后两年,即1865年7月,他病逝于长崎,并被安葬在那里。

尽管韩雅各在来华前后的身份都是一名外科医师,但是,他唯一的长篇专著却集中讨论了保健问题,书中几乎找不到任何有关外科病例的记录。韩雅各提出的保健准则,一方面来自19世纪中叶印度殖民地医官们业已累积一两百年的在地医疗经验,另一方面来自欧美各国化学、物理学、地理学、气候学、生物学和医学等各种现代科学门类自启蒙运动至19世纪中叶的革新与发展。

我们可以从书中读到培根(Francis Bacon)、笛卡尔(René Descartes)、拉瓦锡(Antoine-Laurent de Lavoisier)等蜚声中外的科学家,也会读到对近代英国医学有着特殊影响的威廉·卡伦(William Cullen)、约翰·布朗(John Brown)和托马斯·帕西瓦尔(Thomas Percival),美国多产的医学作家邓格利森(Robley Dunglison),德国外科学之父黑尔丹尼斯(Fabricius Hildanus)、细胞学说的创立者施莱登(Matthias Schleiden)和施旺(Theodor Schwann)以及法国自然史学家布封(Georges-Louis Buffon)等在各自领域有着突出贡献的医生或科学家,尽管其中一些人并不为后世所熟知。韩雅各还表达出对拿破仑(Napoléon Bonaparte)这样的政治伟人善于保健之道的崇敬之情——他在极度疲劳时就去洗温水澡，然后喝杯浓咖啡。就此而言，《上海卫生》一书呈现出19世纪中叶来华西医知识谱系的全景图。

在《上海卫生》出版的19世纪中叶，西方医学本身正处于向现代科学医学迈进的阶段，在书中这种过渡特征非常明显，呈现出新旧知识体系的混杂性。体液学说、瘴气论仍是韩雅各医学思想的根基，体液失调可以用来解释一切疾病的源起，"肮脏的"黄浦江产生的瘴气也要对外国商船水手生病负责。"浑浊的河流是霍乱、痢疾、腹泻、弛张热和间歇热的源头"，这种判断与1854年令人恐怖的伦敦霍乱中主流医学界对此次瘟疫源头的判断如出一辙。韩雅各对黄浦江的负面观点很可能驱使他生病后逃离这个瘴气萦绕之地，转移到汉口，并在那里逗留了半年多时间，尽管他在书中对汉口的气候评价并不高，认为汉口的气候与罗马相似——虽然温和，但空气停滞，令人窒息，不适宜忧郁或神经质的人以及容易得中风或瘫痪的人居住。

韩雅各的医学思想与实践有前瞻性的一面，吸纳了当时一些新的医学理论，但是，这种所谓"新"的医学与我们今天基于医学细菌学所理解的疾病发生与治疗机制相去甚远。他推崇南丁格尔（Florence Nightingale）1858年对医院病房通风的建议，通风可以让停滞的空气流动起来，驱散空气中的致病微粒。这种致病微粒显然不是显微镜下的致病病菌，而是瘴气中不可名状的某种物质。他对酗酒的抨击也是从酒精对人的精神状况的有害影响出发，吸收了埃斯基罗尔（Jean-étienne Esquirol）、马格努斯·胡斯（Magnus Huss）等人对酗酒的医学新定义。当然，当时的节制饮酒运动思潮也势必影响了他的观点。

韩雅各的"新"思想很大程度上也来源于他自身的医疗实

践与理性判断,他始终强调观察与实验对于医学的重要性。于是,我们读到他援引了博蒙特(William Beaumont)医生的著名实验:1822年至1825年间,博蒙特通过一位遭受枪伤的病人留下的腹壁瘘孔,将不同食物用线连好后借由这个瘘孔放入体内,这些食物在消化的各个阶段被拉回来、检验并称重,从而阐明了胃蠕动的特征和胃液间歇性分泌的特点。博蒙特于1833年发表了他的成果。韩雅各本人也对消化系统疾病特别是所谓"胆汁质疾病"感兴趣,他引用了数位医生的原话,反对在治疗这类疾病上滥用水银类药物。他还在仁济医院通过尸检来证实变态胆汁的存在及其症状,产生这种胆汁的具体原因不明,可以肯定的是上海的气候是原因之一,而如果外国人忽视饮食不当的影响,将是极不明智的。

传教士在19世纪以后抱持着文明开化的观念来到等待被救赎和被启蒙的异国,韩雅各也是其中一员。他以自己的祖国为傲,有时会以居高临下的姿态批判中国人,有时则显示出刻板的偏见。他认为中国人不懂清洁,从不沐浴,即使上层人士也不过是用毛巾擦拭身体。他还指出中国人缺乏热情,因此所有的事都是停滞不前的,而且标准很低,而英国、法国和美国之所以伟大,就因为人民有强烈的热情。其中,英国最伟大,因为英国人民可以控制他们的热情。作为中国读者,在阅读此书时,也难免会体验到被视为"劣等"民族的不快之感。

当然,作为历史研究者,或许应该理解这种时代和个体的局限性,更应该看到本书在医学史中的特殊价值,以及韩雅各作为一名传教医生的意旨。回到书名"上海卫生",如何理解?它不是(也不可能是)现代公共卫生意义上的群体预防医学,而是基于上海气候特征和作者医疗实践向外国医生乃至普通读者提出的个人保健之道。韩雅各大量引用了相关医学文献，想必不是为了凸显阅读之广泛，学识之渊博，而是要向身处东方的外国人表达肺腑之言。对于他身处时代医学的局限性，韩雅各亦深有感悟，客观且虔诚。他深信人类对医学的探索永无止境，经过若干代医者的不懈努力，精确的医学科学终究有一天会实现。

学术翻译在当今的学术评价体系中常被视为"费力不讨好"之举，个中艰难可能只有译者自己能够体会。译者或许力有不逮，只求于己、于原作者问心无愧，于学界略有贡献。书中出现的人名、医学术语等，译者主要参考了卡斯蒂廖尼著、程之范主译《医学史》上、下两册（广西师范大学出版社，2003年）；英国惠康基金会（Wellcome Trust）网站上丰富的医学史资源，帮助译者查询到一些"非著名"医生、科学家或其他历史人物，尽管尚有少许人物身份仍有待查证。

由于涉及150年以前的科学知识，从今人的知识背景来看，书中的某些医学观点与思想存在错漏甚或怪诞，但为了重现医学史上的文献原貌，在翻译过程中采取"如实直译"。书中个别术语今已弃用，在英汉词典中无法找到对应译词，因此，译者进行了粗略的考据，以尽可能还原其本义及其背后的医学观念。除此之外，书中全部图片也由译者所加，以丰富对19世纪相关历史面向的认知。人物、地名、机构、事件以及医学、化学、生物、地理等各类专有名词均以译注形式加以说明和补充。限于能力，难免存在错误，请读者斧正。

感谢上海社会科学院的熊月之老师、上海大学的王敏老师，他们最早提议将本书译成中文，并向我提供了原版书的图片。感谢复旦大学历史学系高晞老师对《上海卫生》以及19世纪中叶西方卫生观念的前期研究，并允许将她的研究作为导论刊出。每次与她交流研究中的困顿，皆得其悉心指点。书中多处出现法语、拉丁语，感谢上海交通大学历史系的任轶老师以及我的好友富崇峰女士提供了法语翻译，感谢上海大学的刘招静老师、上海财经大学的汪丽红老师帮助翻译拉丁文。中国科学院广州能源研究所的徐莹老师帮助我理解了书中出现的一些化学术语与实验。书中涉及上海史的若干知识点，亦承蒙徐涛、蒋宝麟等历史所同仁点拨。还要特别感谢上海社会科学院历史研究所的马军老师，以及中华书局的贾雪飞和本书的责任编辑吴艳红两位老师，没有三位的帮助，本书不会与读者见面。

赵婧

2021年3月6日于沪上

改定于2021年7月28日

# SHANGHAI HYGIENE.

OR

## HINTS FOR THE PRESERVATION

OF

# HEALTH IN CHINA.

BY

## JAMES HENDERSON, M. D.

———— • • • ————

"Rerum cognoscere causas, medicis imprimis necessarium, sine quo, nec morbum curare, nec præcavere potest."

———— • • • ————

SHANGHAI:
PRESBYTERIAN MISSION PRESS.
1863.

《上海卫生》书影（上海美华书馆1863年版）

# 作　者　序

有关预防与治疗热带及其周围地区疾病的著作,很有价值,但却是写给专业人士的。我认为它们并不能够帮助普通读者,或使其获益。这是大错特错的,因为一个人的健康与生命非常重要。尽管某些人知道得越多,做得越错,但是,借助英国人的理性与常识,并把真切的事实或者说真理摆在他面前,让他自己做出判断,是一贯可靠且往往成功的做法。我接下来将试着这样做。

读者会注意到,我主要利用了最出色的殖民医官们的成熟经验以及精细观察——他们奉献了时间、天赋与生命,致力于这些问题的实际研究。我经过深思熟虑,基于这一地区特有疾病的经验,认真观察了这种气候对欧洲人体质(constitution)的影响,而后形成了我的结论。我特别当心在对事实进行最为严格的检验之前,不要将观点或见解认作事实。在对本书所讨论主题的实际研究中,我进行了广泛的医学观察与调查,并始终努力绝不遗忘或忽视单个事件,不论我发现它时它是多么地微不足道。但是,一旦找到了这些事实或真理,我总是切实地将其变成治疗疾病的行为动机与主要动力。伟大的卡伦(Cullen)评论道,在医学领域,错误的事实多于错误的理论。[1]我无需说明将

---

[1]　威廉·卡伦(William Cullen, 1712—1790),英国内科医生、化学(转下页)

1

事实认作理论或观点时，会有多少困惑产生，多少危害发生，多少生命陨落。

我的目的已经摆在读者面前：用尽可能少的词语，平实而理性地陈述已经为人所熟知并认可的东西，即卫生学（Hygienic Medicine）的科学与文献。

我对疾病的治疗只字未提，因为预防是人人可及的，并且应该被所有人学习与实践，而可靠且成功的治疗则必须是医者（medical men）的领域。

最后，如果有人说我写的东西让我的职业失去尊严，我会用一位著名作家的话来回答："我是一个人，凡与人有关者，皆为我所关注。"

韩雅各

1863年6月10日于上海

---

（接上页）家和农学家，爱丁堡医学院教授，曾任格拉斯哥皇家外科医师学院主席、爱丁堡皇家内科医师学院主席，也是苏格兰启蒙运动的核心人物。卡伦擅长演说，学生众多，出版过一些医学教科书，如《实地医药学纲要》（*First Lines of the Practice of Physick*，1777）、《药物学论》（*A Treatise of the Materia Medica*，1789）等。他通过研究疾病症状，将疾病分为不同的类别。——译注（后文注释若无特别标注，即为译者注释，略去"译注"字样；原文注释均标以"原注"。）

# 引　言

我从未遇见对保持健康或预防疾病毫无准则或观念的人。大部分人和国家都采取他们往往希望采取的某些措施来保持健康、延长生命，不论这些措施有多含糊。这是他们的常识使然。

然而，卫生准则就像宗教与道德的要点一样，大部分人都承认它，但是几乎所有人都违背、遗忘或忽视它。

现在，我认为替社会制定保持健康与预防疾病和死亡的准则正是医生的责任，就好像传道士和道德家高声反对犯罪一样。特别是当医生确信在预防疾病上有太多事情可以做，却很少被做到的时候；不但如此，很多医生做了太多与保健完全冲突或背道而驰的事情。医生的同乡们已经背井离乡几年了[①]，简而言之，离开了他们在这个世界上所珍爱的一切，也是他们活着所关心的一切。这些同乡向医生咨询，急于找到他们如何能够在这样一个地方活上五年或十年的方法——很多人发现在这里可能会过早死去，并且众所周知，这里没有本土那样有益健康，因而他们需要更加当心。在上海保持健康的最佳方法是什

---

　　① 英国的年轻人带着强健的体魄与旺盛的精力离开故土，前往异国的应许之地，在那里他们将经历冒险，获得声誉，赚取财富。他们炽热的想象力将人生旅途中所有的快乐事件（真实的或理想的）描绘为显著场景，将其置于这一场景的前景之上；而挫败、疾病、失望与死亡本身，却被抛到这一场景的阴影之中，或者说，即使遭到了这些侵扰，也只会刺激已经开始了的追求。出自詹姆斯·约翰逊医生（Dr. James Johnson）。——原注

么？我觉得如果我能够通过一些简单的准则来帮助这些人，我的主要目的就达到了。

培根勋爵（Lord Bacon）劝告医者"要为普遍的利益而努力，不要只想着通过治病来谋利，不要从人类的迫切需要中获得声誉，而要成为神圣力量与善良仁慈的使者，使人类益寿延年"①。

此外，在色诺芬（Xenophon）的《居鲁士的教育》(*Cyropadia*)一书中，保健被称为"一种配得上居鲁士（Cyrus）本人的高贵艺术"②。

笛卡尔（Descartes）明显感觉到，任何能够改善人类体质的东西，都必须促进幸福与提升品德。③他在一处写道："如果说人类还有地方可以完善的话，得在医学领域找办法。"④我在皇家亚洲文会北华支会（The North-China Branch of the Royal

---

① 弗朗西斯·培根（Francis Bacon，1561—1626），英国文艺复兴时期哲学家、散文家，实验科学和近代归纳法的创始人，也是给科学研究程序进行逻辑组织化的先驱，主要著有《新工具》《论学术的发展和价值》《伟大的复兴》等；曾先后受封男爵、子爵。

② 色诺芬（Xenophon，约前440—前355），古希腊历史学家，苏格拉底的弟子，以记录当时希腊历史、苏格拉底语录著称。《居鲁士的教育》成书于公元前4世纪，被认为是色诺芬最出色的政治哲学著作。他在书中构造出一个乌托邦式的政治社会，通过叙述居鲁士的性格、品德和生平事迹，提出了自己理想中的政治家培养方式；实际上是采取了隐微的笔法，通过对居鲁士的反讽，阐发自己的政治理想。韩雅各将书名写为*Cyclopadia*，有误。居鲁士，即居鲁士大帝（Cyrus the Great，约前603—前530），古代波斯帝国的缔造者，阿契美尼德王朝的第一位国王。居鲁士带领波斯人经过一系列的征战，打败米底、吕底亚、新巴比伦等国，统一了大部分的古中东地区，建立了从印度到地中海的特大帝国。

③ 勒内·笛卡尔（René Descartes，1596—1650），法国哲学家、数学家、物理学家，西方现代哲学的奠基人之一，创立了解析几何，首次对光的折射定律提出了理论论证，著有《方法论》《几何》《屈光学》《哲学原理》等。

④ 原文为法语：S'ilset possible de perfectionner l'espèce humaine, c'est dans la medicine q'il faut en chercher les moyens。

Asiatic Society）上宣读的一篇论文中提到[①]，1842年至1844年间驻香港英军异乎寻常的死亡率，从19%上升到22%（或者说从190‰到220‰）。随后，我们对当地更加了解，并采取措施保持士兵的健康，死亡率下降，先降到8½%（或者说85‰），最后降到2½%（或者说25‰）。我禁不住想，去年在上海死亡的1 600个欧洲人，如果得到照顾并且采取适当的预防措施来保健的话，那么至少有1 000人本应还活着。[②]

---

① 英国皇家亚洲文会（Royal Asiatic Society）由梵文学家亨利·科尔布鲁克（Henry Colebrooke，1765—1837）创办于1823年，总部设在伦敦，附属分支设于印度、斯里兰卡、中国、日本、韩国和马来西亚等国。1857年，一小群英国人和美国人成立了上海文理学会（Shanghai Literary and Scientific Society），以便在一个致力于商业发展的城市中寻求知识交流；裨治文（Elijah Coleman Bridgman，1801—1861）任主席，伟烈亚力（Alexander Wylie，1815—1887）任秘书。不到一年，该组织就被授予为皇家亚洲文会的附属机构，皇家亚洲文会北华支会由此诞生。其宗旨为：调查中国及周边国家的学科，出版一份杂志，以及在中国建立一个图书馆和一个博物馆。皇家亚洲文会第一份杂志《皇家亚洲文会北华支会会刊》（*The Journal of the North-China Branch of the Royal Asiatic Society*）创办于1858年，发行至1948年，是近代中国境内发行时间最长的西文期刊。

② 有关预防方法与卫生准则带来的成效，约翰·布朗医生（Dr. John Brown）说："年死亡人数从未像现在这样少。在毛里求斯（Mauritius）和锡兰（Ceylon），死亡率从43‰下降到22‰——几乎下降了一半。而在东、西印度群岛（East and West Indies）和好望角（the Cape），虽然经历疫疠（pestilence）和战争，但死亡人数的减少最为明显。"——原注

约翰·布朗（John Brown，1735—1788），曾为威廉·卡伦的秘书和助教。后来反对卡伦等人的医学思想与体系，开始公开演讲，撰写《医学基础》（*Elements of Medicine*，1780）。其主要理论是所有疾病本质上都是因过度或不足的刺激所导致的，这种医学理论被称为"布鲁诺医学体系"（Brunonian system of medicine）（第二章亦有所提及）。尽管布朗的理论并未被英国医学界采纳，但在19世纪上半叶的德国、意大利和美国医学界却获得了短暂的成功。毛里求斯，非洲东部火山岛国，位于印度洋西南方，亚热带海洋性气候，先后为荷兰、法国、英国殖民地，1968年宣告独立。锡兰，斯里兰卡（Sri Lanka）旧称，印度洋岛国，热带季风气候，先后为葡萄牙、荷兰、英国殖民地，1948年获得独立。西印度群岛，位于拉丁美洲大西洋及其属加勒比海与墨西哥湾之间的一大片岛屿，主要岛屿为牙买加岛、古巴岛等；1492年哥伦布横渡大西洋，登上巴哈马群岛东侧的圣萨尔瓦多岛，误认为该岛是东方印度附近的岛屿，并把这里的居民称作印第安人；后因该群岛位于西半球，故称西印度群岛，沿用至今。东印度群岛，介于亚洲大陆（东南）和澳大利亚（西北）之间，包括马来群岛的大部分岛屿；历史上，其地域概念比较松散，除马来群岛外，可延伸至整个东南亚和印度。Pestilence，指致命的恶性传染病（尤指鼠疫），故译为"疫疠"或"烈性瘟疫"。

法尔(Farr)医生说:"与疾病科学相比,健康科学拥有更为精确的、更显而易见的真理;与治疗相比,预防的优势无需证明。"①

卡巴尼斯(Cabanis)说:

> 卫生学教给人们保健之道,它构成了道德科学与医学科学的一个重要分支。伦理学其实只是生命的科学,如果不了解它所应用的主体可能经历的变化,不知道这些变化是如何发生的,这门科学怎么可能是完整的呢? 总体而论,研究本质(nature)就是研究事实,而不是研究原因。我们研究健康与疾病的状态,追溯某一特定疾病的进化与发展时,无从知晓生命本质或致病原因。观察、体验与思考就足够了,我们不再需要别的东西。②

没有什么比眼看着一个人因病不起甚或客死他乡,更令人感到悲哀的了。一个人的健康就是其最大的财富,没有健康,财富有何用? 一个人会努力积攒财富,难道不该为保持自己的健康和拯救生命做些什么吗?

接下来的论点与准则是从许多资料中得出的,这些资料来自英国和欧洲大陆的医学作者们的观察与经验。但有关上海的

---

① 法尔医生可能指威廉·法尔(William Farr, 1807—1883),英国流行病学家,被认为是医学统计学的奠基人之一,他最重要的贡献是建立了一个例行记录死因的系统。

② 皮埃尔·让·乔治·卡巴尼斯(Pierre-Jean Georges Cabanis, 1757—1808),法国内科医生、生理心理学家、思想家。他认为心理只是人的神经系统的机能;整个人就是神经,神经系统有感受性,思维、意志都是从感受性发展而来的。他对心理的研究,开始于他对人被砍头后是否有感觉的研究。他指出脑是一个特殊器官,其特殊功能是产生思想,没有脑,就没有思想和意识。

一切,我会给出自己的经验、事实与观察,这包括几年来对该地区特有疾病、这些疾病的影响以及这里的气候对欧洲人最初及随后的影响等问题的研究。

我首先要说的是,还算健康的欧洲人刚到上海时几乎完全自己照料健康问题。如果他注意食物、饮料、运动和衣物等这些问题,就不必害怕这里的气候。这几件事最为重要,接下来我分别说说。[①]

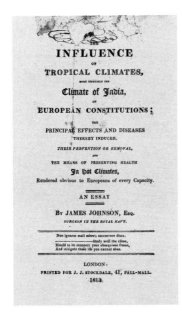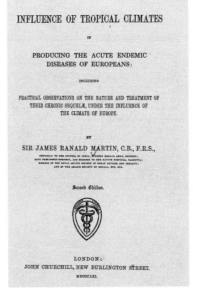

《热带气候对欧洲人体质的影响》书影
左图:詹姆斯·约翰逊1813年版
右图:詹姆斯·马丁爵士1856年版

① 在讨论这些重要话题时,我会基本遵循约翰逊医生和马丁爵士的杰出而详尽的著作《热带气候对欧洲人体质的影响》(*The Influence of Tropical Climates on European Constitutions*)一书的顺序。——原注
该书由约翰逊(James Johnson, 1777—1845)于1813年首次出版,后分别于1818、1821、1824、1827、1841、1846等年份再版;1856年由马丁爵士(Sir James R. Martin, 1796—1874)再出新版,并于1861年再版。

# 一　食物
## *Diet*

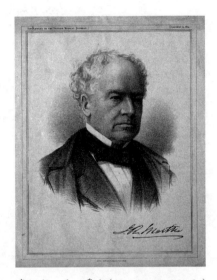

詹姆斯·马丁爵士（Sir James R. Martin）

在诸多病源中，饮食不规律是影响最大的。在我们可使用的所有治疗方法中，注意摄入食物的质量与数量是至为重要的。尽管二者都需要注意，但食物的数量比质量更重要，特别是在夏秋季节抵达上海之时。詹姆斯·马丁爵士（Sir James R. Martin）在印度有20多年的经验，他写道：

现在，人们从恐怖的经历中清楚地知道，在欧洲人来到热带地区后至少几年的时间里，并非是虚弱（debility）和腐败（putrescency）这类素因（disposition），而是充血并且有时是发炎这些素因（diathesis）——更容易患有一般性或地方性多血症（plethora）——构成了欧洲人及其疾病的特征。[1]通过减少食量，未雨绸缪

---

① "体液论"是古希腊时期发展起来的一种医学理论。一般认为"四体液学说"以及气质和体质理论，在希波克拉底时代建立并完善；古罗马医学家（转下页）

的天性努力保护我们免受侵害。但是，哎呀！我们是
多么想刺激食欲不振啊，不仅想吃"饱受本土风味折
磨的菜肴"（dishes tortured from native taste），也想喝
更为危险的刺激物，如葡萄酒和其他酒水以及调味品
和香料——人们在湿热难耐的气候中持久居住，不可
避免地会感到浑身松懈和虚弱，这时应该储备这类东
西。我们在这里不能心安理得地像喜欢调味菜肴的
欧洲人那样做，因为这里没有卫生可言，相对于吃得
少、吃得简单，初来乍到者应该更加注意卫生。这些
是他们自己掌握的实践准则。

一个搭乘"半岛东方号"（P. & O.）轮船的英国人抵达上海
时，许多人会说他踏上了一个饱食过度而引发疾病的国度。在
七八周的时间里，他会经历严峻的考验或者从未遇到过的艰
难历程。从直布罗陀（Gibraltar）到香港的整个旅途中，他的
状态和遭遇与一只斯特拉斯堡（Strasburg）鹅所经历的如出一

---

（接上页）盖伦将其发展综合，成为集大成者。"体液论"对后世西方医学产生了深
远影响，直至19世纪，仍是西方医学传统的基础。"四体液学说"认为人体有四种基
本体液，即血液（blood）、黏液（phlegm）、黄胆汁（yellow bile）和黑胆汁（black bile），
分别储藏于人体的心、肝、脾胃、脑部位，与自然界的空气、火、土、水，以及春、冬、
夏、秋四季相对应，分别表现出易怒、温和、冷静和忧郁的气质，对应体质则分别为
多血质（sanguine）、黏液质（phlegmatic）、胆汁质（choleric）和忧郁质（melancholic）。
疾病被认为是人体内体液失衡的结果，因此针对体液失衡导致的不同种类疾病，采
取相应的手段（如泻、吐、利下、放血等）调整体液比例，达到新的平衡点，使人体重
新恢复健康。希波克拉底（Hippocrates，前460—前370），古希腊医生，被尊为"西
方医学之父"；除建立"四体液学说"外，还制定了医生必须遵守的道德规范，即
《希波克拉底誓言》，对西方医学影响巨大。盖伦（Claudius Galen，129—210），古罗
马医生、动物解剖学家和哲学家，建立了血液的运动理论，发展了三种灵魂学说。
Disposition在医学中常被译为"素因"，指某种体质或精神疾病的特定倾向，亦可译
为"性情"（见第十章）。

辙。①班尼特（Bennett）教授说：

> 在斯特拉斯堡，鹅肝被养肥的过程是：鹅被关在
> 密闭炎热的笼子里，被大量喂食，对运动的需要以及
> 炎热降低了呼吸功能，并引发肝功能失调（disorder），
> 结果就是脂肪累积，器官肿大。②

"半岛东方号"轮船上的这名乘客忍受着炎热的空气，吃着高刺激性和高营养的食物。他几乎不做任何运动。如果这样不足以使一个健康的人生病，使一个强壮的人变得虚弱，或者使一个有活力的人变得无精打采的话，那么，各种酒精饮料免费无限畅饮，则令人错误地认为这些是热带太阳下的必需品，可以维持力量，缓解单纯因过度饱食而导致的疲劳感与虚弱感。

第一次离开英格兰的人从未遭受过如此难以忍受的考验。相反，在很多情况下，英格兰的餐食没有刺激性，简单且适量摄入，而且可以在一种令人振奋的寒冷空气中适量运动。此时可以想见：倘若一个人习惯了简单的食物，每天喝一两杯葡萄酒，在50度或60度的干爽空气中进行足够量的运动，却突然吃起辛香刺激的食物，每天三四次肆意饮酒，身心极度缺乏运动，还要忍受90度或100度潮湿压抑的空气，他会不会因此而难

---

① 直布罗陀，欧洲伊比利亚半岛南端的港口和城市，是大西洋和地中海之间唯一的海上通道，18世纪初成为英国殖民地。斯特拉斯堡，法国东北部城市，历史上是航运与贸易之城，18至19世纪是法国与中欧地区进行贸易的枢纽，酿酒业、食品业（如鹅肝酱）也在此发展起来。

② 鹅随后被杀掉，肝被取出，这些肿大的肥肝就是昂贵的鹅肝酱切片。——原注

受呢？①

令人惊讶的是，身体（the system）没有在这种压力下颓败，消化器官没有在这种恣意滥用下突然停止工作。

所有这一切的后果就是肝脏肿大与变肥。当温度很高时，食物和饮料中的碳元素并没有被肺完全分离，而是在肝脏中以脂肪的形式贮存。此后，根据个人体质不同，会出现肝脏肥大、疲劳、便秘与腹泻（diarrhea）交替发生、兴奋、萎靡，一段时间后是气喘、皮肤浮肿或肤色发黄等症状。

班尼特医生说："高温和稀薄的空气使人不愿进行身体运动，肺的排泄动力减小，组织和食物中过剩的碳被抛给了肝脏，并在这里转化为脂肪。"很遗憾有这种情形存在。

更为清淡且更少种类的食物是更加健康的，只有法国和欧洲大陆其他国家的低度葡萄酒可以喝。波尔多红葡萄酒（Claret）、勃艮第（Burgundy）红葡萄酒、赫米蒂奇（Hermitage）红葡萄酒、莱茵（Rheinish）红白葡萄酒都足够提神。

上海的炎热季节也应该遵循同样的准则，食物要清淡、有营养，并摄入足够的量以维持身体机能，同时，注意不要频繁吃刺激性食物，以免给消化器官和神经能（nervous energies）增加负担。我深信，很多消化不良、疲劳、浑身不适感、改变气候的需求以及令人讨厌的腹泻，都由夏季食物种类太过丰盛、量太大所致。夏季所需的食物量不要多于冬季的一半，就可以维持精神活力。但是人们没有注意到这个事实，还是采取与天冷时一

---

① 全书中温度单位皆为华氏度（℉），与摄氏度（℃）换算公式为F=32+1.8×C。因此，50℉等于10℃，60℉约等于15.6℃，90℉约等于32.3℃，100℉约等于37.8℃。

样的饮食方法。结果就是，身体发现自己被那些没用的物质压制着，努力用其他方法或通过其他渠道（也就是以发热的方式）摆脱这些物质，以便在一段时间内阻止更多的有害物质被塞入体内。

马丁爵士说：

> 在东方，前来咨询健康问题的人会谨防晚吃和多吃晚餐，特别是在适应期（period of probation）。但是，如果晚上六七点时吃顿舒服的茶点，喝点茶或咖啡，他会对于少吃和早吃主餐感到更加满足。这样做了以后，即使在这样的气候里，他也会得到合于自然而又令人精神焕发的休息。与前一晚享用了饕餮盛宴相比，早上起来时更有无限的活力。只要让他按照这种方法尝试一周，他就会发现事实胜于雄辩。

这是写给住在印度的人的，但是恰好适用于夏季住在上海的人。

毫无疑问，拥有良好且适应性强的体质的人①——这里有很多这样的人——可能会在一段时间内安然无恙，违抗一切准

---

① 一个人的体质是适合他的一种组织方式。比如说，一个人明显强壮或虚弱、健康状况良好或容易频繁生病，我们会说他的体质是强健的或柔弱的、好的或差的。因此，体质的多样性就像个体本身。强壮体质被认为取决于身体主要器官的适当发育、这些器官之间的和谐平衡以及神经能系统的健康状态，而虚弱体质则是由于缺乏这些东西。（《邓格利森医学辞典》[ *Dunglison* ]，第449页。）——原注

罗布利·邓格利森（Robley Dunglison, 1798—1869），美国医学教育家、生理学家，以医学著作多产而闻名。据说他一生出版医学作品达152 000种，比当时美国所有医学作家的作品总和还要多。其中6种著作多次被修订和印刷，比如他编写的医学辞典（*A Dictionary of Medical Science*），从1833年至1901年持续出版。韩雅各此处只列出"邓格利森"字样，并未注明"医学辞典"。经译者查阅，此处对constitution的解释与《邓格利森医学辞典》1842年版中的解释基本一致。

则，但是，总有一天他需要得到照顾，并因不必为体质下降付出代价而感到幸运。

我可以举几个人的例子，他们愚蠢地对饮食和保健嗤之以鼻，尽管他们以前体质很好，身体健壮，但却沦为自我放纵行为的受害者。

炎热天气里，食物再怎么简单都不为过：晚餐要吃烤羊肉、牛肉、禽肉或咖喱禽肉，而早餐要吃羊排、鲜鸡蛋、咖喱以及面包和黄油，喝咖啡或茶、波尔多红葡萄酒和水。①

约翰逊医生说：

> 在炎热天气（事实上是所有气候）里，我们都得注意饮食。印度教和伊斯兰教教徒早餐吃得很早，基本在日出之时。欧洲人不能太过仿效他们早吃早餐。这是非常重要的一餐，特别是对印度教教徒而言，因为直到晚餐前他们几乎不吃别的东西。在我看来，这种习俗可能会对欧洲人非常有害。欧洲人的早餐通常比晚餐造成更多损害，特别是当鱼肉、鸡蛋、火腿等总是被狼吞虎咽地吃光的时候。我太肆无忌惮地吃这些东西而不得不吞下苦果，但我及时发现了错误。大部分人认为，早晨有好胃口，代表着健康，所以他们再怎么尊重早餐都不为过。但是，虽然胃可能会得到享受，但却很难消化那些所谓的营养物质，晚上睡个

---

① 在上海，很多人中午12点或下午1点吃早餐，这种做法很好且有益健康，这应该是一天中最重要的一餐，炎热天气里，晚上7点或8点时应该少喝点茶。——原注

好觉也很难做到。在我看来，多吃早餐的恶果非常明显，对别人与我而言都是如此。

我来讲一件事，这件事证明了在东方享用丰盛早餐的弊端。B先生是一艘护卫舰的事务长，是驻地有名的绅士，也是我有幸结识的最为坚定的吃货（bon vivant）。"对于死者，唯有真言。"[①]他肯定拥有非常好的体质，因为在我看来，他的体质天赋异禀，并否定了最为自信的医学预言！他在西印度群岛服役多年，在那里成功经受住黄热病（yellow fever）、痢疾（dysentery）等疾病的频繁侵扰。[②]后来，他来到东方，以至高无上的姿态蔑视一切卫生准则。[③]尽管他总是日夜烂醉，但是没有一个苏格兰山脉的运动员如他那样享用苏格兰高地式早餐。事实上，如果不储备充足的美食，他几乎是不会出海的。

我见过他勃然大怒，因为他发现他从中国买来的两块好看的火腿，无论怎样想尽办法用刀割，都切不下来，这是因为某种木纹原理："伏羲"（Fukki）试

---

① 原文为拉丁语：De mortuis nil nisi verum。类似的拉丁语固定表达为De mortuis nil nisi bene, de vivis nil nisi verum，意为"对于死者，唯有善言；对于生者，唯有真言"，即对死者要说好话，对生者要说真话。韩雅各很可能没有正确引用这句拉丁文俗语，抑或刻意截取，对于死去的B先生无法美言，只能向活着的读者说出真话：不要饱食过度。

② 黄热病，由黄热病毒引起，主要通过伊蚊叮咬传播的急性传染病，主要流行于非洲和南美洲的热带地区，因病人皮肤和眼睛呈黄色而得名。

③ 原文为"every maxim of the hygeian goddess"，意为卫生女神的每条箴言。卫生女神即许癸厄亚（Hygieia），古希腊神话中医神阿斯克勒庇俄斯（Aesculapius）的女儿之一，也是后者的伴神，其典型形象是一个用碗喂蛇的少女，主司健康与卫生，代表预防疾病与清洁卫生。她的名字后来演变为"卫生"（hygiene）一词。许癸厄亚的另外四个姊妹也司职医药与健康，分别为全治女神帕那刻亚（Panacea）、痊愈女神伊阿索（Iaso）、治疗女神阿刻索（Aceso）、光彩女神阿格莱亚（Aglaea）。

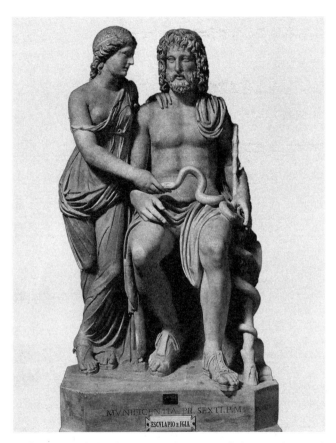

医神阿斯克勒庇俄斯（Aesculapius）与卫生女神许癸厄亚（Hygieia）
雕像（20世纪初）

图施展令人钦佩的手艺,用这种原理代替了更美味的猪肉纤维!① 他最后一顿早餐吃的东西被在场的一位给他看病的德国外科医生记录了下来,我现在正在看。餐食主要包括四个水煮蛋、两条鱼干、两盘米饭(上面有辣椒粉和调味品)以及面包、黄油和咖啡,等等。

　　我多次见到他无所顾忌地享用这类美食,身体毫不受损。但是,凡事皆有终点,这一餐成了他最后的早餐! 他很快就病倒了,持续数日遭受着难以想象的极度痛苦! 在他死之前的几个月时间里,尽管这位外科医生竭尽所能,却始终找不到下泻之法。直到死前几个小时,身体坏死,才释放了所有的束缚。死者的命运变成了对生者的警示。

这样的身体不可能保持健康。虽然他经常会感到不适难忍,并且频繁发生消化不良,但倘若空气总是新鲜而凉爽,并且多运动,那么身体还可能支撑得住。但是,在空气炎热而潮湿的情况下,几天或几星期的时间就会种下祸根,到时他必须约束自己,而不只是控制自己的饮食。

如果幸运的话,他会从病床上起来,身体跟以前一样好,像以前一样过着荒唐而不合自然的生活。摔到石头上的容器可以

---

　　① "Fukki"很可能是日语词"伏羲"(ふっき)。伏羲是中国古代传说中的中华民族人文始祖,三皇之一。相传他人首蛇身,发明占卜八卦、文字和瑟,制定婚姻礼仪,教会人类渔猎和驯养野兽;他还设法取来天火,教会人们用火烤肉吃。此处可能意为以伏羲为象征的中国人发明了熏制火腿之法,使得中国火腿像木头一样不易切割。

被修补得像以前一样好用，但是却比摔破之前更需要注意，它不像之前那样结实了。对于曾经得过痢疾或肝病的人来说也是如此，他可能仍旧健康并且还算强壮，但是却不是那么强壮了，他不再是生病之前的他了。在本土时，人们并不这样生活，他们在那里可以非常健康，可为什么在这里的饮食方式却如此离谱呢？

我想说明的是，除了在夏秋季节绝对不要吃各种蔬菜和水果之外，我在上海的生活方式与在本土生活时几乎如出一辙。我认为这是我没有生过一天病的主要原因之一。鉴于此，我来说说上海以及中国其他地方的蔬菜和水果。

在夏季的上海，人们大多好像对腹泻和痢疾有防御能力，这要视他吃的蔬菜和水果的数量与种类而论。那些肆无忌惮大吃特吃的人或多或少会得肠部疾病，反之亦然。

我在上海度过的第一个夏天，就明显注意到这一点，后来的经验和观察证实了我当时的结论。发生在上海炎热季节的每一个腹泻、痢疾或霍乱病例，几乎都可以直接或间接归因于过度食用中国的水果和蔬菜。我不想解释为何会这样①，我只想陈述一个明显的事实。这是我观察了数十个外国人病例和数百个中国人病例后不得不承认的：虽然中国人肯定不像外国人那样容易染病，但是——我说不准这是因为特异体质（idiosyncrasy）还是因为习惯，可能二者兼而有之——即使中国人不容易染病，但前来开轻泻药的人已经吃过一些西瓜（在外国人餐桌上

---

① 会不会在某种程度上是因为这里以及全中国种植水果和蔬菜所使用的特殊肥料？——原注

太常见了）或其他水果了，这更让我确定这些水果的作用。[1]

　　但是，尽管知道在炎热季节吃中国水果是有害的，我们也不可能总不吃。1861年夏天，我给一位女士看病，她因为吃了上海的水果，病了几周。她旧病复发了一两次，又开始忍不住流口水，我反复告诫她，她说："好吧，医生，我要怎么做？它们本来就是要被吃掉的。"但是这种推理在我看来没有说服力，我坚持说水果不能吃，她逐渐康复了。另外一种论点说，任何地方的水果都必须适合于该地方的人的体质。尽管这一理论并无事实支撑，但我还是要强调，在夏秋季节过多食用上海的水果，与保持身体健康是背道而驰的。

　　毫无疑问，这一准则也有例外情况，特别是如果一个人开始时很小心，那么他也可能对中国水果渐渐吃上瘾，就像一个人吸鸦片、吃砒霜或是喝酒上瘾一样。但是，我坚持认为最好不要吃水果，也就是说，如果不吃水果的话，健康和生命会更有保障。在炎热天气里，这些水果或多或少都有通便的作用，其中一些肯定会像泻盐（Epsom salts）或西洋苦瓜汁（elaterium）那样使某些人产生强烈的反应。[2]

　　在炎热天气里唯一绝对安全的上海蔬菜就是大米[3]，它足

---

　　① 关于印度的水果，约翰逊医生说："尽管我自己从没有理由相信它们确实会引起痢疾，但是，当肠已经处于应激状态、胆汁分泌不规律或变质时，它们肯定会增强这种应激性，因此更容易使人生病。"——原注
　　此处意为中国人可能有刻意食用西瓜以通便的习惯，在没有效果时，才会到医院开轻泻药。
　　② 泻盐，即埃普索姆（英格兰东南部城镇）盐，化学成分为七水硫酸镁，一种白色粉末，可与水混合，用作泻药。西洋苦瓜汁，是喷瓜（原产于地中海的一种植物）果汁的提取物，用作泻药。
　　③ 原文为：The only Shanghai vegetable, which is absolutely safe during the hot weather, is rice. 包括韩雅各在内的19世纪外国人常将大米归入蔬菜一类，这在当时出版的其他著作中亦可见。

以满足营养与健康的所有需要。它只产生很少的排泄物，并且在任何情况下都可安全食用。我非常确信，倘若人们坚持吃得清淡，晚餐时将羊肉、牛肉或禽肉与大米、咖喱配起来吃，喝两三杯波尔多或莱茵红酒，那么他们在东方的夏季就很少会得腹泻、痢疾或肝脏失调。

但是，如果他们不这样做，不顾他们的良好认知与判断力，晚餐一开始就喝浓汤和一杯雪莉酒（sherry）；接着吃一两盘开胃菜，喝些香槟；然后吃些牛肉、羊肉、禽肉和培根，再喝些香槟或啤酒；再接着吃米饭、咖喱和火腿；之后消遣一会儿；然后吃布丁、糕点、果冻、奶油蛋羹或牛奶冻，再喝些香槟；接着吃奶酪和色拉、面包和黄油，喝一杯波尔特酒；再接着很可能吃橘子、无花果、葡萄干和核桃，喝两三杯波尔多或其他葡萄酒；再喝杯浓咖啡、抽点雪茄后，这顿恐怖的餐食终于结束了。

现在，凭理性和常识而论，一个人在这样一种吃法下怎么能够保持健康呢？一个体质健康且活力充沛的人，可能会在很长一段时间内抵抗这种吃法所带来的有害影响。但是如果有一个人幸免于难，那么就有十个人以不同的方式或多或少遭受折磨，其中一些人会沦为受害者。与气候和季节相比，不合自然的、荒唐的生活方式是更为重要的原因。

阿伯克龙比（Abercrombie）医生说：

> 当我们思考饮食行为（包括食物和饮料的数量与种类）时，我们并没有震惊于消化不良的普遍性，而是想知道既然胃具备消化能力，那么它究竟能否消化所

有物质。[1]

弗朗西斯·海德爵士（Sir Francis Head）评论道：

> 人类身体易于罹患的任何一种疾病，都直接或间接与胃有关。我得承认，我从没见过有钱人的医生神神秘秘地数着一个多血症病人的脉搏，或是用银匙压在他的舌头上，装腔作势地看着他红肿发炎的喉咙；但我非常迫切地想大声问："为什么不马上告诉这位可怜的绅士：先生，你吃得太多了，你喝得也太多了，你运动又太少了。"[2]

柯普兰（Copland）医生说：

> 无需多论，第二轮的那些菜肴满足了主人的自尊心，却使胃承受不了，使消化瘫痪，引起急性消化不良。糕点、布丁、浓蛋糕以及含有脂肪或

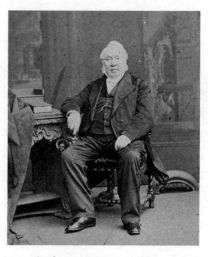

柯普兰医生（Dr. James Copland）

---

① 约翰·阿伯克龙比（John Abercrombie, 1780—1844），英国外科医生、病理学家，研究脊髓疾病、消化道溃疡等，著有《肠道、肝脏和其他腹部脏器疾病研究》（*Researches on the Diseases of the Intestinal Canal, Liver and other Viscera of the Abdomen*, 1828）等。

② 弗朗西斯·海德爵士（Sir Francis Head, 1793—1875），1835—1837年任上加拿大（upper Canada）副总督，后因参与领导叛乱而被撤职，回到英国后开始写书。

油性物质的食物,是所有食物中最不易消化的。[①]

食物没有被正确咀嚼,会造成很多麻烦。如果食物没有被充分咀嚼就吃到胃里,则不能在一定时间内被胃液消化。这样的话,食物本身就变成了有害刺激的根源。身体会感到不适,这种不适感经常会发展为疼痛,并且会排放臭屁。在很多情况下,被部分消化的物质不仅会造成不适和疼痛感,而且胃最终会被迫把里面的东西吐出来。而在其他情况下,部分没被消化掉的食物通过胃到达十二指肠,从而引发所谓的胆病发作(a bilious attack)。肠黏膜受到刺激,这种刺激沿着胆管延伸,导致胆汁分泌过剩以及经常伴随有呕吐的胆汁腹泻,因此,在炎热天气里就好像得了英国霍乱(English Cholera),而当胆脏出现反应时,又好像得了亚洲霍乱(Asiatic

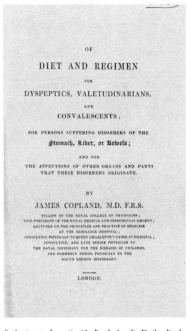

《消化不良、体弱多病与康复期患者的饮食与养生》书影(柯普兰著,1840年版)

---

① 詹姆斯·柯普兰(James Copland, 1791—1870),英国医生,曾任非洲商人公司殖民地医官,研究热带病;医学著述颇丰,涉及各种疾病如黄热病、狂犬病、霍乱、慢性腹膜炎、麻痹与中风、肺痨与支气管病等;著有《实用医学词典》(*A Dictionary of Practical Medicine*, 1832—1858)、《消化不良、体弱多病与康复期患者的饮食与养生》(*Of Diet and Regimen for Dyspeptics, Valetudinarians, and Convalescents*, 1840)等。

Cholera）。①没有被消化的微小物质常会造成顽固性腹泻与痢疾,这些物质持续刺激肠黏膜,因此,"不仅是食物没有被充分咀嚼,食物难以消化,食物过剩,食物摄入太频繁,以及过度饮酒导致胃液被稀释,都可能造成消化不良"和其他疾病。

库克（Cooke）说:

> 就消化器官而言,各器官与其所消化的物质之间关系不协调,并不一定表现为生病,因为,如果最健康的胃超负荷,或者食物品质不合理,那么肯定会出现消化不良的症状。吸收过程是极度复杂的,在任何一个阶段都可能出现阻碍这一过程完满实现的障碍。没有被充分咀嚼的食物可能会在胃里转化为食糜（chyme）,或在肠部等其他器官里转化为乳糜（chyle）,

---

① 霍乱（cholera）一词来自希腊语"胆汁"（bile）。根据"四体液学说",干热的黄胆汁主导的身体会变得火暴且易怒,而夏天或温暖气候则是黄胆汁分泌旺盛的时节。因此,霍乱不一定是种疾病,而可能是季节变化时自然发生的身体净化和排除过多的黄胆汁的过程。只有当净化的程度超出正常范围,才会成为疾患,即所谓"胆病"（bilious disease）。所谓"亚洲霍乱"是19世纪以后才被发现的一种疾病类型。19世纪30年代,起源于印度的霍乱大流行蔓延至欧洲各国,至19世纪中期,"亚洲霍乱"侵袭世界各地,历史学家将这一时期称为"霍乱年代"。其症状极为骇人,特征是病人出现剧烈的呕吐和无法控制的腹泻,以及大量米泔水样排泄物,之后很快发展为快速脱水和死亡。与此相对,"英国霍乱"或称"欧洲霍乱"则是发源于欧洲本土的传统霍乱类型,症状主要为吐泻,比亚洲霍乱要轻。"亚洲霍乱"一词不仅表明19世纪以后西方对霍乱发源地的再认知,更带有一种充满歧视和偏见的帝国主义色彩。亚洲霍乱代表一种肮脏的未开化的野蛮人病,其发源地通常在殖民地或贫民窟,这些地方构成了对文明政权已建立的社会和政治秩序的威胁。与此同时,当时占主导地位的"瘴气论"也认为,霍乱和伤寒等这类"污秽疾病"是都市贫穷和恶劣的生活环境酿成的结果,腐败的污水、垃圾、墓地,甚至是活人的身体,都会散发出有毒的蒸气或瘴气（miasma）,因此瘴气论者大多主张公共卫生改革,即好好清理工业城市。直到1883年德国细菌学家科赫（Robert Koch, 1843—1910）发现了霍乱弧菌,才确立了霍乱菌原说。此后,亚洲霍乱被理解为由霍乱弧菌所引起的一种传染病。韩雅各对霍乱及其病因的认知无疑深受19世纪中叶瘴气论的影响,其中也透露出"文明"国家（英国）对"落后"国家（中国）"不卫生"状况的指责与偏见。

这会影响食物的转化。[①]

库克又说："我们会发现，在处理消化不良的病例时，只要减少食物数量或改变食物质量，就会消除各种不适症状。"英格兰日常的经验与观察便可证明上述观点的正确性，这无需多论。但在上海以及东方其他地方，在非常炎热的天气里，使胃超负荷，刺激肠部，或扰乱肝功能，会引发严重甚至危险的疾病。在英格兰发生的焦虑不安、消化不良或轻微不适，在上海夏秋季节都会引发腹泻或痢疾，不仅需要细心治疗（可以说在上海治疗这些疾病与在欧洲相去甚远），而且要想完全康复也要等到空气变化或更凉爽的季节到来。

为什么在上海的餐食与在英格兰如此不同呢？与在本土时相比，为什么一个人在这里一次性要吃更多呢？为什么在东方时我们要纵容味觉去享受比在西方时更多种类的食物呢？相反，在温暖天气里，胃不能消化更多的食物。大自然是一位仁慈而又警觉的母亲，她把手指放在消化器官的车轮上，从而阻止它们转动太快以至于压制身体，或导致发热、中风以及其他伤害。

已故的阿伯内西（Abernethy）先生（他因熟知并治疗消化器官疾病而闻名）说：

把超过消化能力所能承受的食物塞进胃里，是没有好处的，因为过剩的食物绝不可能给身体提供营

① 库克可能指约翰·库克（John Cooke, 1756—1838），英国内科医生，著有《神经疾病论》（*A Treatise on Nervous Diseases*, 1823）。Chyme 和 chyle 均源自希腊语同一词根，涵义上或多或少相同；但 chyme 具体指食物被部分消化后形成的半液体物质，chyle 则指脂肪消化过程中形成的乳状液体，因此分别译为"食糜"和"乳糜"。

养，相反，它会产生很多害处。开化之人总是掌控着食物，从食物味道中获得满足感，从胃的兴奋中得到短暂的欢愉与能量，他对此甘之如饴。摄入大量食物与饮料，远多于身体或健康所必需。这使血管膨胀，直至受到压迫，引发血管与心脏疾病。①

在这里的夏秋季节，胃等消化器官的力量很弱，因此，食物量太多或种类太多，会使其受到压迫，这是非常有害且危险的行为。这种行为肯定会造成某种伤害，在上海最常见的后果就是腹泻。在夏秋季节生这种病或那种病，我更想要强烈谴责饮食上的错误，即使这不比上海气候所造成的过错要多。

与其描述这种生活方式所产生的现象，不如援引詹姆斯·约翰逊医生在其关于热带气候的书中第502页对这种生活方式的一段真实描述。

在大量食物与饮料进入胃里后，随之而来的现象有时会与消化不良的症状相混淆，它们确实有很多相似之处。一个胃口极好、非常健康的人，在丰盛的菜肴、令人愉悦的伙伴、诱人的烈酒以及盛情的邀请的诱惑之下，不顾消化能力，任凭食欲胡吃乱喝。虽然一两个小时内没有出现不适，但是食物看上去（实际也如此）在胃里隆起，引发胃部饱胀感，就像吃了很多

---

① 约翰·阿伯内西（John Abernethy, 1764—1831），英国医生、医学教育家，1791年开始在解剖学、生理学和外科手术方面进行演讲，受到广泛欢迎，后成为圣巴塞洛缪医院（St. Bartholomew's Hospital）的外科医生；著有《外科观察》（Surgical Observations），该书多次修订出版，1826年版中增加了治疗消化器官失调的内容。

道菜、喝了很多酒那样不太舒服。他解开了马甲，给后面正在辛苦劳作的器官腾出空间，但是这也只能带来片刻缓解。

胃里面生命法则与化学法则（vital and chemical laws）正在打架，打嗝或反酸水宣告后者取得优势。胃神经被新的有害的混合物或游离物刺激着，消化能力被进一步削弱。食物并没有在两三个小时内转化为温和而健康的食糜，而是在胃里滞留数小时，引起一连串极度不适感。不用我说，这些不适感足以惩罚那些违犯自然与节制法则的人。

这位美食家无法安睡，整晚都极为烦躁不安；又或者在睡觉时发出令人窒息的噩梦呻吟，惊动了邻居。到了早上，可以想见身体其他部分会产生一些交感效应，这些是过度饮食生涯的后期更为常见的画面：头痛；神志不清或没有活力；眼神混沌；神经衰弱；舌苔很重，比起吃东西，更想喝水；尿液浑浊或颜色变深；由于进入肠部的刺激性物质没有被完全消化，肠部频繁失调。

很难说这是一次消化不良。不过我们发现了很多消化不良的主要症状，这些症状日后即使不会激怒他，也会困扰着他。这是一次饱食，或严格说是一次过度饮食，最终势必会引发病态敏感性（morbid sensibility）或胃肠应激性（irritability），这构成了消化不良的典型特征。

我将上述情形称作一次饱食或过度饮食（a fit of

repletion or intemperance）。当然，这可能是一个极端的病例，尽管绝非鲜见。

十个文明社会中有九个每日或多或少都会犯过度饮食的错误。过度伸张（over-distention）以及每天非正常的刺激削弱了胃的能力。[①]最终，根据生理机能的普适法则，任何一种器官的功能被过度耗费的话，它迟早会变得虚弱。不仅如此，这句话适用于整个身体机器。

天生的好体质因身体或脑力的非正常使用而永久衰弱，没有什么比这更常见的了。由此导致的虚弱，总是与应激性为伴，不论是整个身体机器的一部分还是全部。通常认为，在整个消化阶段，虚弱是产生应激性的根源。消化器官可能会形成病态敏感性，但是，不用豪华的餐桌和各种葡萄酒也能引发上述现象。

在所有社会阶层（甚至最底层）中，无论食物和饮料的质量如何或数量多少，总是或多或少会攻击胃肠神经，从而产生与富人身上一样的现象，尽管会因其生活习惯而有些许差异。即使在下层人身上找不到富人常罹患的疑病症（hypochondriacal）、神经质等感情类型的疾病，我们还是会发现下层人更多地会得纯粹肉体上的疾病，如胃、肺、心脏、肝脏以及其他器官

---

① 胃过度伸张，即急性胃扩张，是指大量气体、液体或食物潴留引起胃和十二指肠上段高度扩张，暴饮暴食是主要致病原因之一。该病于1842年首次被描述。

疾病,产生远高于上层社会的死亡率。此外,我们也找到了精神与肉体导致消化器官生病的其他各种各样的原因,这些原因在所有阶层身上都有,无一例外。

如果我们吃过主餐后产生了上述任何一种身体症状,如果我们有腹胀感、打嗝、睡眠不安,随之身心疲惫,那么我们就是饮食过度了,即使这顿餐食加在一起没有两盎司(ounce)或两杯红酒那么多。①

但是,被确诊的消化不良不仅仅是惯常的暴饮暴食刺激胃所引发的,更多的是其他器官(它们的功能因交感而被扰乱)反作用于消化器官而引发的。神经系统和肝脏从胃那里受到伤害,一段时间以后,它们就会加倍奉还。胃液因受到神经系统的严重影响而遭到破坏,肝的分泌物变质(vitiated),由于新增的刺激源,病态敏感性与消化不良的现象愈发严重,并从一个器官扩散至其他器官,不断加剧,互相影响。除此之外,头脑对身体的影响根本不是什么道德原因,而是精神面貌完全受到肉体的困扰。

在第657页,约翰逊医生又写了印度的生活:

在晚餐方面,欧洲人近来似乎更倾向于考虑方便而不是健康,他们把晚餐推迟到日落时分。四五十年前可不是这样的。很多家庭甚至到现在还是很早吃

---

① 盎司,容量单位、重量单位,分为液体盎司和固体盎司,液体盎司在英制单位和美制单位中略有不同。固体1盎司约等于28.4克,1英制液体盎司约等于28.4毫升。

晚饭,除非暴君(tyrant)、习俗和仪式不让他们这样做。事实上,当代印度的晚餐极尽奢侈,且害人身体。一点的午餐(tiffin)包括淡咖喱之类以及一两杯葡萄酒和一些水果,这是合于自然、必需且有益健康的餐食。但是,晚饭却是满桌山珍海味,杯觥交错,流连忘返,这些极大地加剧了自然之手施加给我们的夜间阵发性发热,并使我们在本应熟睡的时候因发热而惊醒!

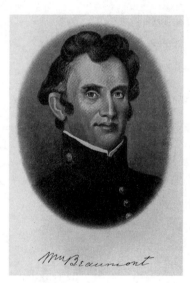

博蒙特医生(Dr. William Beaumont)

我要在这里给出一个表格,对比人类对不同种类食物的消化能力。我相信很多人都会对此感兴趣,这也会令一些人受益。博蒙特(Beaumont)医生获得了一次特别的机会,得出了以下结论。[①]强壮健康的亚历克西斯·圣马丁(Alexis St. Martin)在履职期间,腹壁和胃的上部及前部偶然被子弹击中,精心治疗数月后,仍留有瘘孔。借

---

① 威廉·博蒙特(William Beaumont,1785—1853),美国医生,1812年开始执业,1822年至1825年在密歇根州的麦基诺要塞(Fort Mackinac)治疗了圣马丁。博蒙特对圣马丁暴露的活体胃部外观和功能进行了多年研究,得以阐明胃蠕动的特征和胃液间歇性分泌的特点,并确证胃内存在盐酸和另一种活性物质。他于1833年出版《关于胃液的实验观察与消化生理学》(*Experiments and Observations on Gastric Juice and the Physiology of Digestion*),该书被认为是美国医学文献中一部划时代的著作。

助窥镜通过这个瘘孔可以仔细观察消化过程的各个阶段,不同食物用线连好后也可借由这个瘘孔进入体内,小块食物可以在消化的任何阶段被拉回来、检验并称重。

**不同食物消化平均时间表**

| 食　　物 | 制 作 方 式 | 消化所需时间(小时∶分钟) |
|---|---|---|
| 大米 | 煮 | 1 |
| 西米 | 煮 | 1∶45 |
| 木薯 | 煮 | 2 |
| 大麦 | 煮 | 2 |
| 牛奶 | 煮 | 2 |
| 牛奶 | 生食 | 2∶15 |
| 明胶 | 煮 | 2∶30 |
| 腌猪脚 | 煮 | 1 |
| 腌肚 | 煮 | 1 |
| 脑髓 | 煮 | 1∶45 |
| 鹿排 | 烘焙 | 1∶35 |
| 脊髓 | 煮 | 2∶40 |
| 家养火鸡 | 烤 | 2∶30 |
| 家养火鸡 | 煮 | 2∶25 |
| 野生火鸡 | 烤 | 2∶18 |
| 鹅 | 烤 | 2∶30 |
| 乳猪 | 烤 | 2∶30 |
| 鲜牛肝 | 烘焙 | 2 |
| 鲜羊肉 | 烘焙 | 2∶30 |
| 成年鸡 | 炖 | 2∶45 |
| 鲜鸡蛋 | 带壳水煮熟 | 3∶30 |
| 鲜鸡蛋 | 带壳水煮半熟 | 3 |

| 食　　物 | 制 作 方 式 | 消化所需时间（小时：分钟） |
|---|---|---|
| 鲜鸡蛋 | 煎 | 3：30 |
| 鲜鸡蛋 | 烤 | 2：15 |
| 鲜鸡蛋 | 生食 | 2 |
| 搅拌过的鸡蛋 | 生食 | 1：30 |
| 奶油蛋羹 | 烘焙 | 2：45 |
| 干的腌鳕鱼 | 煮 | 2 |
| 鲜鳟鱼、鲑鱼 | 煮 | 1：30 |
| 鲜鳟鱼、鲑鱼 | 煎 | 1：30 |
| 鲜斑纹鲈鱼 | 烘焙 | 3 |
| 鲜比目鱼 | 煎 | 3：30 |
| 鲜鲶鱼 | 煎 | 3：30 |
| 腌鲑鱼 | 煮 | 4 |
| 鲜牡蛎 | 生食 | 2：55 |
| 鲜牡蛎 | 烤 | 3：15 |
| 鲜牡蛎 | 红烧 | 3：30 |
| 三分熟鲜瘦牛肉 | 烤 | 3 |
| 干的鲜牛肉 | 烤 | 3：30 |
| 牛排 | 烘焙 | 3 |
| 只加盐的牛肉 | 煮 | 2：45 |
| 加芥末等的牛肉 | 煮 | 3：30 |
| 鲜瘦牛肉 | 煎 | 4 |
| 腌硬老牛肉 | 煮 | 4：15 |
| 猪排 | 烘焙 | 3：15 |
| 半肥半瘦的猪肉 | 烤 | 5：15 |
| 新腌制的猪肉 | 煮 | 4：30 |
| 新腌制的猪肉 | 煎 | 4：15 |

| 食　　物 | 制　作　方　式 | 消化所需时间（小时：分钟） |
|---|---|---|
| 新腌制的猪肉 | 烘焙 | 3：15 |
| 新腌制的猪肉 | 生食 | 3 |
| 新腌制的猪肉 | 红烧 | 3 |
| 鲜羊肉 | 烤 | 3：15 |
| 鲜羊肉 | 烘焙 | 3 |
| 鲜羊肉 | 煮 | 3 |
| 鲜小牛肉 | 烘焙 | 4 |
| 鲜小牛肉 | 煎 | 4：30 |
| 家养鸡 | 煮 | 4 |
| 家养鸡 | 烤 | 4 |
| 家养鸭 | 烤 | 4 |
| 野生鸭 | 烤 | 4：30 |
| 鲜牛脂 | 煮 | 5：30 |
| 羊脂 | 煮 | 4：30 |
| 黄油 | 融化 | 3：30 |
| 浓老奶油 | 生食 | 3：30 |
| 牛肉蔬菜面包汤 | 煮 | 4 |
| 骨髓汤 | 煮 | 4：15 |
| 豆子汤 | 煮 | 3 |
| 大麦汤 | 煮 | 1：30 |
| 羊肉汤 | 煮 | 3：30 |
| 嫩玉米和豆子 | 煮 | 3：45 |
| 鸡汤 | 煮 | 3 |
| 牡蛎汤 | 煮 | 3：30 |
| 蔬菜肉丁 | 加热 | 2：30 |
| 鲜香肠 | 烘焙 | 3：20 |

| 食　物 | 制作方式 | 消化所需时间（小时：分钟） |
|---|---|---|
| 动物心脏 | 煎 | 4 |
| 腱 | 煮 | 5：30 |
| 软骨 | 煮 | 4：15 |
| 腱膜 | 煮 | 3 |
| 荚果 | 煮 | 2：30 |
| 鲜小麦面包 | 烘焙 | 3：30 |
| 玉米面包 | 烘焙 | 3：15 |
| 玉米蛋糕 | 烘焙 | 3 |
| 松软蛋糕 | 烘焙 | 2：30 |
| 苹果饼糕 | 煮 | 3 |
| 酸硬苹果 | 生食 | 2：50 |
| 酸熟苹果 | 生食 | 2 |
| 甜熟苹果 | 煮 | 1：30 |
| 欧洲萝卜 | 煮 | 2：30 |
| 胡萝卜橙 | 煮 | 3：15 |
| 甜菜 | 煮 | 3：45 |
| 红萝卜 | 煮 | 3：30 |
| 爱尔兰土豆 | 煮 | 3：30 |
| 爱尔兰土豆 | 烤 | 2：30 |
| 爱尔兰土豆 | 烘焙 | 2：30 |
| 甘蓝叶球 | 生食 | 2：30 |
| 醋甘蓝 | 生食 | 2 |
| 醋甘蓝 | 煮 | 4：30 |

必须记住的是，做这些实验时，圣马丁并没有生病，相反，他身体健壮，常在清爽的空气中做户外运动。此外，他的消

化肯定是极好的,比在东方的大部分人要好,因为作者告诉我们:

实验42:4月7日上午8点,圣马丁早饭吃了3个水煮蛋、煎饼和咖啡;8点半,博蒙特医生检查了他的胃,发现几种食物的不均匀混合物,只消化了一点儿;10点一刻,胃里没有早餐残留。

实验43:同日11点,吃了2个烤鸡蛋和3个熟苹果;半个小时内初步消化;12点一刻,没有残留。

实验44:同日下午2点,吃了烤猪肉和蔬菜;3点,它们变成了半食糜,而4点半时,没有残留(除了一点儿胃液外)。

实验46:4月9日下午3点,吃了煮干鳕鱼、土豆、欧洲萝卜、面包和黄油酱;3点半,医生检查了胃,取出半消化的部分,土豆被消化得最少;鱼肉被分解成纤维状,面包和欧洲萝卜已难以辨认;4点,检查其他部分,鱼肉只留有非常少的完整颗粒,部分土豆清晰可见;4点半,取出并检查其他部分,已完全变成食糜;5点,胃空了。(第158页)

斯帕朗扎尼(Spalanzani)、马让迪(Magendie)、盖墨林(Gmelin)、泰德曼(Tiedemann)、罗维兹(Rawitz)、戈斯(Gosse)等人,通过非常有趣的实验,得出有关消化的各种数据,呈现不同条件下胃发生的各种变化。[1]但是这些作者大多描绘了太过

---

① 斯帕朗扎尼(Spalanzani,1729—1799),意大利生物学家,1773年(转下页)

微小的细节，这些细节对于非专业人士的读者而言，既无聊又无用。

消化和食糜化在很大程度上受以下因素影响：与下一餐的间隔时间，运动量，食欲敏锐性，健康与精神情况；咀嚼是否完全，餐后是休息还是运动，以及其他种种情形；最重要的因素就是吃进去的食物数量与胃液分泌量成正比。

胃液是否易于消化一些食物，在一定程度上取决于食物的分解状态，以及胃液所消化物质的柔软度和湿度。消化液能够接触到的表面范围随着食物的微小分解而增加，消化液的作用也成比例地加快。柔软而潮湿的物质比坚硬而干燥的物质更无法抵抗胃液的作用，因为它们可以完全被胃液渗透，从而不仅表面受到攻击，而且各个部分也都会同时受到攻击。

胃液消化某种物质的容易程度，并不一定表明其营养成分高低，因为某种物质可能是有营养的，但由于它的坚硬或其他特性而难以消化，而许多柔软、易消化的物质含有相对较少的营养成分。但是，有营养的物质必须能够被吸收进血液，而且，即使是不可被溶解的，也必须可被胃液或肠道中的其他分泌物消化，以便找到进入血液的途径。因此，某种物质是否易于消化，与它是否有营养，二者之间并无必然关联。

---

（接上页）对胃液的消化作用进行研究，认为消化过程不是单纯的机械性地磨碎食物，而是有化学的作用，其作用场所主要发生在胃。弗朗索瓦·马让迪（Francois Magendie, 1783—1855），法国生理学家、药理学家，提倡以活体解剖为基础的实验生理学，认为生理学应解释两种基本现象——营养和运动，对神经系统特别感兴趣，亦曾试验胰液的消化能力。利奥波德·盖墨林（Leopold Gmelin, 1788—1853），德国化学家，1817年开始编撰《无机化学手册》（*Gmelin's Handbook of Inorganic Chemistry*），后经多次修订，成为一部完备的无机化学经典参考书，直至20世纪90年代仍被使用。弗里德里希·泰德曼（Friedrich Tiedemann, 1781—1861），德国动物生理学家、解剖学家，1820年与盖墨林合作发表关于胃和肠实验的论文。

我以阿伯内西提出的"饮食准则"来简要地结束本章：

第一，食物应该吃最有营养且最容易消化的那种。

第二，每餐进食量不应多于胃所能充分消化的量。

第三，进餐应该有规律，每6小时一次，一日3次。如果胃只能消化很少的食物，那么24小时内应该吃4次。

第四，每餐食物都应该通过咀嚼或其他方式分解为细小的块状或黏稠的泥状，并在胃里保持不与液体混合，以期被胃液分解。

第五，应该在进餐4小时后喝饮料，以留出时间充分消化，从胃里将液体输送出去需要2小时，此后可再次摄入泥状食物。

第六，此时喝的饮料不应含有可发酵的物质。应该喝开水，可以吃些吐司来调味，或洒一些姜末以防止胃产生恶心感。

这些准则并不意味着不许人们早餐时喝一小茶杯饮品，或是晚饭时喝一两杯葡萄酒，如果这样做可以促进食物消化的话。

这些准则太过严厉，普通人无法遵守，但大部分人可以在精神上领会这些准则，从中受益，而不必照章办事。自然法则简单明了：除非我们饿了才吃东西，除非我们渴了才喝东西，对于二者要节制有度。

# 二　饮料

*Drink*

我不打算写文章来证明水是唯一适合人喝的东西，我宁可证明"皮衣"（coats of skins）是唯一适合人穿的东西。作为理性的存在，人必须在此处借助理性（就像在别处一样），站在上帝和人类的角度，研究人类自己的福祉与责任。在中国，我见过由于走两类极端而产生的危害，一是固执地坚持喝水，二是固执地坚持饮酒，后者比前者更常见，也更具危害性。詹姆斯·马丁爵士说：

　　　　在炎热气候中保持健康的伟大的生理定律就是保持身体凉爽。人类常识似乎的确告诉我们不应该喝热饮料，这与我们出于本能地努力抵抗外部高温是一样的原因。但事实是，在人们开始感受到放纵对肉体带来的有害影响之前，对那些令人印象最为深刻的演说充耳不闻（这些演说批判人们最为可悲的习性），拿破仑（Napoléon）指出这种做法与伟大最为背道而驰。①

--------

　　① 拿破仑·波拿巴（Napoléon Bonaparte，1769—1821），即拿破仑一世，法国军事家、政治家，法兰西第一帝国的缔造者，曾任法兰西第一共和国第一执政、法兰西第一帝国皇帝；对内多次镇压叛乱，颁布《拿破仑法典》，对外率军五破反法同盟；在最辉煌时期，欧洲除英国外，其余各国均向拿破仑臣服或与之结盟，形成了庞大的拿破仑帝国体系。

对那些身体虚弱和优柔寡断之人来说，魔力碗（the magic bowl）前一秒可以把它的信徒捧为英雄或半神（demi-god），后一秒就会使其沦为猪狗不如之人。[①]道德家和哲学家长期以来都在就这一话题发表长篇大论，但却并不成功，因为他们当中几乎没人企图证明水是大自然为人类设计的简单而有益的饮品。每一个民族事实上都拒不履行这一法则。

还是让专业医生来履行这项职责吧，让专业医生来如实描绘嗜酒的有害影响吧（尤其是在热带气候里）。事实上，从道德上讲，醉酒导致种种犯罪，从生理上讲，醉酒滋生种种热带病与其他疾病，并妨碍治疗。

在热带居住的至少最初两年时间里，在喝什么这件事上，我们越完美地采取水疗法（aqueous regimen），就越可能避免生病；我们此后越是远离疾病，就越能够保有无价的恩赐——健康。这一观点或许已被当作事实来接受了。

我会警告初来乍到的欧洲人，不要犯常见而又非常危险的错误——他们以为在饮食与运动方面可以像先来者那样为所欲为。经验和理论都表明，后者暴饮暴食所冒的风险要远远小于前者。如果不这样做，就会混淆经验丰富的人和没有经验的人所具有的不同身体习性之间的差异性。

我们经常听到那些烂酒鬼以为烈酒（spirits）和雪

---

① 魔力碗应指令嗜酒之人无法抗拒的酒杯。

茄能够预防夜里受寒（night exposure）[①]、疟疾（ague）和传染，但是在我们的众多殖民地中，没有医学观察者有理由确信这种虚妄的理论，实际情况也没有为此提供丝毫证据。兴奋过后随之而来的是生命功能减退，此时，酒鬼的染病风险倍增。

欧洲人也认可同样的说法：避免阳光暴晒，适度喝啤酒、葡萄酒和烈酒，就会享有健康和活力，筋疲力尽时也能身心无损地挺过去。下面我举一个众所周知的例子来阐述这点。

假设在东印度群岛或西印度群岛，两个绅士坐在一间房内，在海风吹来之前，双双抱怨口渴，皮肤很热，体温100度（或者说比正常值高出2度）。其中一人喝了尼格斯酒（negus）、啤酒或白兰地加水[②]，接着喝了一两杯生啤，开始大量出汗，体温很快降到98度。但他不会就此打住，他也本无此意，因为他并没有把体温计含在舌下，看看体温是否足够低了。他因出汗而更感口渴，很自然地想要再喝一两杯生啤，以补充汗液流失，但还不至于喝醉。至此，通过这种方式，体温降低到97度或96½度。在这种情况下，令人神清气爽的寒冷海风或多或少抑制了表皮汗液流失，也为后来生病埋下祸根。

---

① Exposure指在寒冷的天气里长时间在外导致生病（如受寒、挨冻），亦指在恶劣天气条件下处于户外而没有足够的保护（如日晒雨淋等）所导致的身体状况。

② 尼格斯酒，用波特葡萄酒、糖、柠檬汁和调味品制成的一种热饮。"白兰地加水" 原文为 "brandy and water cup"。

再来说说另一个人，他采取了不同的方法。他没有喝美味的刺激性饮料，而是喝了些凉水。水一喝下去，体温只通过热量消散就下降至少一度。但是，身体外表皮立即与胃的内表皮步调一致放松下来，汗液缓缓排出，使体温降至正常的98度。继而，体表皮与胃表皮同时放松，完全缓解了口渴的不适感。正因为这种简单的"上古时期的饮品"对现代的味觉而言并没有蛊惑人心（Circean）的魔力[1]，所以，即使大量饮用也没有丝毫危害，排汗过程也不会超出健康范围。

我们也无需担心这一点会被忽视，因为从皮肤开始收缩或病态发热开始加剧的那一刻起，交互感应的胃与喉咙总会再次警告我们要采取适当治疗了。

因此，一般来说，后面这个人的做法益处良多，害处甚少。后者具有前者的一切必要条件：使体温合理而平稳地降低，而不会发生降至合理线以下的危险，也不会发生因汗液流失过多而浪费体力的危险。

在剧烈活动期间或之后，在烈日下，或在热带气候中，当过多排汗迅速带走了体温，特别是已经感到（或是快要）劳累、疲惫时，喝冷饮料可能是危险的，其原理与外用冷水相同。对于那些在这种气候中待了

---

① Circean一词源于Circe，即喀耳刻，古希腊神话中的巫术女神，太阳神赫利俄斯（Helios）与大洋神女之一的焚烧仙女珀耳塞伊斯（Perseis）之女。喀耳刻擅长黑魔法和幻术，在荷马史诗《奥德赛》中，奥德修斯一行人来到艾尤岛，喀耳刻邀请他的船员到岛上大餐一顿，却在食物中放入药水，船员吃下食物后变成了猪。Circean表示危险或致命的吸引力和误导性，文中暗指水是自古以来最为安全的饮品，而酒则如喀耳刻的幻术那样会危害人的健康和生命。

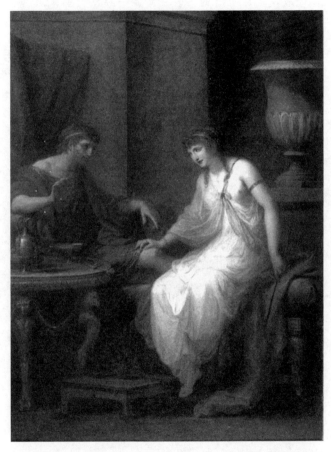

喀耳刻引诱奥德修斯(油画,安吉莉卡·考夫曼,1786年)

一段时间，以及那些消化器官虚弱的人来说，我并不反对他们喝些淡葡萄酒和水，但年轻人和健壮的人绝不应该沉迷于此，后来者以及年长者也要遵循这一点。这里我要提一下，在第一次缅甸战争（The First Burmese War）期间[①]，我担任总督侍卫队的外科医生，发现在太阳下艰苦行军后最能令人恢复精力的饮料是热茶。

拿破仑在筋疲力尽时的习惯做法很符合生理学原则，尽显其伟人的睿智。他发现过度劳累会使皮肤收缩，让人感到发冷，于是他去洗温水澡，一出来就喝杯浓咖啡——一种感官刺激。几分钟后，他在精神与体力上又恢复了活力。

在印度，所有值得尊敬的社会阶层长久以来都强烈反对酗酒（intemperance），约翰逊医生就此说道：

很幸运，我们对保持健康与增进幸福的兴趣正在增长。目前，英—亚社会圈在饮酒一事上普遍节制，而英—西印度则恰好相反，前者势必会证明后者精心编织的理论是错的——钟情于波特酒、桑格里酒（sangaree）以及其他温和刺激性饮品的人编造出喝酒"有助于排汗"、"保持消化器官的肌肉弹性"等说辞。经验证明，所有这些说辞不仅是空想的，也是危

---

① 第一次缅甸战争，即第一次英缅战争，1824年2月至1826年2月，英国为将其在亚洲的控制权扩张至缅甸而发动的战争，英国最终获胜，双方签订《扬达波条约》，缅甸开始沦为殖民地。

险的!

　　一位描写西印度群岛的当代作家说道:"这些人(种植园主)聚会时总是习惯坐着,不停地豪饮烈性宾治酒(有时含一半朗姆酒[rum]),抽着雪茄,直到他们看不清,站不稳。他们认为最能灌烈酒的人是最聪明的。"(《牙买加及其居民报告》[*Accounts on Jamaica and its Inhabitants*],第189页)而且,"在城市里,下等阶层酗酒,绝不会免于受到谴责,富裕阶层也是如此,大体来说,他们在这方面落后一些。酒馆里的人一大早就豪饮桑格里酒、亚力—宾治酒(arrac-punch)以及其他酒类"。(第199页)

　　我对东方习俗的谴责必然不受欢迎,那么我只能设想一个貌似正确的论点,大西洋对岸的布鲁诺理论者(Brunonian)可借由此点来论证他们的学说:西印度群岛的气温范围比东印度群岛低几度,因此,可能有必要通过坚持不懈地内服刺激物来抵消外部热度的不利条件![1]

这里我们基本揭开了西印度群岛气候使人生病、居民死亡率高的秘密。我想问的是,这样一个阶层处处存在这样有损身份的习惯,其死亡率能不高吗? 为了证明烈酒对胃等消化器官的有害作用,我援引柯普兰医生的原文:

---

　　[1] 此处指美国信服布鲁诺医学理论的人。布鲁诺医学体系的主要理论是,所有疾病本质上都是过度或不足的刺激所致(参见引言中有关约翰·布朗医生的注释)。约翰逊此处反讽布鲁诺理论,并借其指出在热带地区通过酗酒来刺激身体、抵抗炎热与疾病等做法的荒谬。

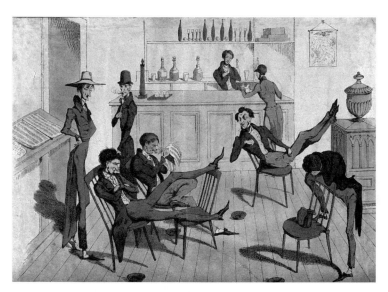

19世纪中叶的酒馆

博蒙特医生在检查圣马丁的胃时发现,在恣意饮用烈酒几天以后,绒毛表面有红斑和溃疡,分泌物变质,胃液量减少、发黏且不健康,尽管他没有表示不适,胃口也没有不好。两天后情况恶化,红斑现象更严重,进一步呈青灰色,其中一些斑点表面渗出点点血块;溃疡变得更大更多,覆盖在表面的黏液比平时要厚,胃部分泌物进一步变质,从胃里提取的液体混合着丝状黏液以及略带血液的脓性黏液。但圣马丁也只是抱怨有点不舒服,胸口微痛,弯腰时头晕目眩。舌苔呈棕黄色,面如土灰。

几天清淡饮食并服用温和的稀释剂后,胃内表面呈现出健康状态,胃液变得清澈充足,分泌物变得正常,食欲大增。博蒙特医生补充道,持续几日恣意饮用烈酒、葡萄酒、啤酒或其他任何酒精饮料,一定会导致上述病态发生。暴食过量,没有充分咀嚼食物就吞下去,或吃得太快,也会产生同样的效果,接下来会频繁反复发生。

他经常观察到,当伴有热病(febrile)症状的胃失调状况出现时,或当受到强烈的心理情感影响时,胃绒毛表面就会变红,易激,并且干燥;食物被摄入时几乎没有胃液分泌,消化被大大延迟了。因此,如果所喝的葡萄酒或发酵型酒足以支持体能,且不使血液循环加快,就不要再多喝了。

柯普兰医生还说:

虽然大量冷水摄入胃中对消化产生的不良影响

46

已经被证实,但人们对这个问题的思考却很肤浅。

博蒙特医生还说,圣马丁空腹喝下55度一及耳(gill)的水①,胃从99度下降至70度,在70度保持几分钟后又缓慢上升。这个实验说明,在消化过程中摄入冰冷的液体会对胃造成损害,而且在身体疲劳或出汗时狂喝冷水也会产生致命后果。由于最重要的核心器官温度骤降、功能明显减退,体质受到冲击,其他生命活动瘫痪。

人们已经论证过,98度体温是消化健康的必要条件。还要注意:吃冰块,特别是在饭后或消化过程中吃冰淇淋,是最为有害的。这通常会引发消化不良,也不可避免地会在消化过程中降低胃的肌肉弹性。但是,在消化完成后或没有不适感时,适量饮用冰水、冷水或吃冰糕(water ices)是有好处的,因为这会引起胃部的有益反应。冰块只能慢慢吃,每次少吃,这样就不会像狂饮冰冷液体那样使胃的温度骤降。

上海的水很不纯净,含有大量有机物。②那我们喝什么呢? 一年里有七八个月时间,苦啤酒是我们可以喝的健康饮料,但是在六、七、八、九月,苦啤酒不是最好的,而且对很多人有害。有几次我已经彻底搞清楚,在很多病例中苦啤酒导致了腹

① 及耳,英国旧制容量单位,相当于1/4品脱(pint)。品脱,容量单位,主要于英国、爱尔兰及美国使用。1品脱在英国和美国对应不同的容量,美国还有两种品脱,即干量品脱和湿量品脱。在度量衡单位公制化以后,品脱通常在口语中使用,表示啤酒或牛奶的容量。1英制品脱约等于568毫升。
② 上海的水必须经过过滤和煮沸,否则不可以单独饮用。水在彻底过滤后,可以和葡萄酒以及一点儿白兰地一起喝,不必煮沸。但是上海的水里含有太多的有机物,都应该煮沸了再喝。——原注

泻。生啤比瓶装啤酒更有益健康,很多人整个夏天在午餐或晚餐时喝杯啤酒,从而保持了健康。瓶装淡色麦芽酒(pale ale)含有更多的碳酸(carbonic acid),会让人昏昏欲睡。

兰基斯特(Lankester)医生说:

> 淡色麦芽酒的酒精含量比莱茵葡萄酒(hock)、波尔多红葡萄酒、摩泽尔白葡萄酒(moselle wines)要多,与勃艮第葡萄酒一样多。淡色麦芽酒含有大量啤酒花(hops),据说可以滋补、退热、驱虫、安眠。[①]

佩雷拉(Pereira)医生说:

> 啤酒的成分有:水,酒精,啤酒花苦味素(lupulite,啤酒花发苦的原因),啤酒花挥发油(volatile oil),树胶(gum),糖,麸质(gluten),褐色提取物,少量单宁酸(tannic acid),以及溶解于磷酸和醋酸溶液中的磷酸钙和磷酸镁(the phosphates of lime and magnesia held in solution by phosphoric and acetic acids)。[②]

啤酒与葡萄酒有几点重要区别。啤酒含有更多的营养物

---

① 啤酒花,草本植物,加入到沸腾的麦芽汁中用以增加风味、香气和苦味,从而抵消麦芽的甜味。埃德温·兰基斯特(Edwin Lankester, 1814—1874),英国公共卫生改革家、博物学家,著有《用作人类食物的植物》(*Vegetable Substances Used for the Food of Man*, 1832)、《显微镜半小时:作为娱乐和指导手段使用显微镜的流行指南》(*Half-hours with the Microscope: Being a Popular Guide to the Use of the Microscope as a Means of Amusement and Instruction*, 1860)、《关于食物:南肯辛顿博物馆讲座》(*On Food: Being Lectures Delivered at the South Kensington Museum*, 1861)等。

② 乔纳森·佩雷拉(Jonathan Pereira, 1804—1853),英国药理学家,著有《药物原理》(*The Elements of Materia Medica*, 1843)。啤酒花苦味素,原文为"lupulite",现常用的是"lupulin"。麸质,是谷物中存在的一类蛋白质。

质, 更少的酒精, 但是也额外含有特殊的苦味物质和麻醉物质。人们喝啤酒会醉, 并不完全是因为啤酒含有酒精。

布兰德(Brande)先生提取出白兰地、葡萄酒和波特黑啤酒(porter)中的酒精, 通过对比酒精含量, 可以证明这一点。[①]从他的实验可以看出, 下列数值的葡萄酒、白兰地和啤酒中含有等量的酒精。

| 波特葡萄酒(port wine) | 1.00 |
| 波尔多葡萄酒 | 1.52 |
| 香槟 | 1.82 |
| 白兰地 | 0.43 |
| 伯顿啤酒(Burton ale) | 2.58 |
| 伦敦黑啤酒(London porter) | 5.46 |
| 淡啤酒(small beer) | 18.16 |

由此可知, 如果说啤酒使人醉酒的程度仅仅取决于酒精, 那么, 5品脱半的伦敦黑啤酒, 或是2品脱半的伯顿啤酒, 其作用就应该等于1品脱的波特葡萄酒, 但其实际使人醉酒的力量远大于此。

啤酒是有营养的, 适度饮用有益健康, 这一观点很少受到质疑。对那些辛苦的劳力者来说, 啤酒确实是一种提神的饮料, 一种令人愉快的、宝贵的刺激物。

啤酒是一种产生热量(heat producing)的物质, 因此在炎热

---

① 威廉·汤姆斯·布兰德(William Thomas Brande, 1788—1866), 英国化学家, 1811年发表了关于测定发酵饮料(如葡萄酒、啤酒)中酒精含量的文章。此前化学家们只测定蒸馏酒(如白兰地、杜松子酒)中的酒精, 早期的戒酒改革者们认为蒸馏酒是一种毒药, 布兰德则证明了酒精从一开始就存在于发酵饮料中, 打破了长久以来烈酒有毒而葡萄酒和啤酒更有益健康的观点。

天气里并非最好的饮料，它会加速肝脏运转。波特黑啤酒在任何时候都不该喝，尤其是在炎热季节。兰基斯特医生说：

> 波特黑啤酒可悲地被用作麻醉剂（miserably drugged）。它的浓度被水稀释了，而它的口感则被糖浆、甘草和盐提升了，此外，各种麻醉成分被加到里面，以弥补酒精的损失。喝波特黑啤酒的人们已经到了这样的地步，他们喝的时候不知道真正的波特酒是什么味儿，他们已经尝过了这种可恶的替代品的滋味，而拒绝喝纯正的波特酒。

说说葡萄酒。在上海，葡萄酒对一个强壮男人的福祉或健康来说，并不像在英国那样重要。但是，假使其他因素均不变，我认为一个人在这样的气候里适当喝些葡萄酒，更能保持健康。适量饮酒——我的意思是每天喝三到五杯或六杯波特葡萄酒或雪莉酒，或者半瓶到一瓶法国或德国葡萄酒——会对血管系统和神经系统产生温和的刺激，促生各种分泌物，使温暖的感觉在全身弥漫，加快心脏运动，增强肌肉力量，振奋精神力量，驱散不快心绪。所有的葡萄酒在某种程度上都是酸性的，因为里面含有酒石酸（tartaric acid）、单宁酸、苹果酸（malic acid）、柠檬酸（citric acid），而起泡或发泡的葡萄酒则含有碳酸气体。

在上海，一整年都可以喝雪莉酒，尽管我发现在一些病例中雪莉酒会引起腹泻。炎热天气不适合喝波特酒，它有轻微的收敛作用，对某些病例有好处，但胃虚之人无法适应。马德拉酒（madeira）只适合老人和病人喝。炎热天气可以喝香槟，但香槟也可能会对正常的消化能力产生干扰。由于香槟含糖量较高，会引起口渴。香槟在疑病症、顽固性呕吐等病例中非常有用。炎热天气喝勃艮第酒是极好的，它在某种程度上起到收敛作用，在感到疲劳时或疲劳过后都会令人神清气爽。天热时喝莱茵葡萄酒也很提神，它是非常有益的饮品。

在上海的夏天，波尔多酒是所有葡萄酒或酒精饮料中最好也是最安全的。它具有轻微的收敛、滋补和冷却的作用，在炎热天气里，比其他任何葡萄酒都更适合饮用，也更有益处；通过对消化器官产生温和的滋补作用，它既能促进消化，又可驱散疲倦。

白兰地、朗姆酒、杜松子酒（gin）和威士忌（whisky）等烈酒除非大量稀释，否则绝对不要饮用，即使稀释后也要少喝。淡白兰地偶尔加点水，在炎热天气里对老人来说是可以喝的。苏打水（soda water）和柠檬水（lemonade）不错，可以提神，适合饮用，但是如果喝太多，就会对消化过程有害，因为气体会使胃膨胀，碱性成分也会稀释胃酸。

我认识一个年轻人，他来上海时身体很好，前程似锦。他曾吹嘘说自己夏天里每天喝18瓶苏打水，而且什么种类的水果都能吃。但是，这种情况不可能持久，他来这里快满两年时生病了，不久就去世了。①

---

① 汤力水（Tonic Water）是有益健康的，但要留心是不是由正派的公司生产的。怡泉（Schweppes）汤力水是最好的，但是很多汤力水是世界各地的投机商们制造的，他们什么事情都愿意做，就是不愿意做对身体健康有益的事儿。——原注

汤力水，又称奎宁水、通宁水，tonic即滋补之义。怡泉汤力水的历史可追溯至1792年。瑞士人雅各布·史威士（Jacob Schweppe）于1783年发明了首例商业应用的碳酸制造技术，并建立了一家生产碳酸汽水的公司。1792年，他在伦敦建立了一家工厂，开始生产怡泉苏打水。早期汤力水只是含有碳酸水与奎宁（转下页）

炎热天气里，人们喝茶喝得太少了。茶对神经系统有特殊的、轻微刺激的作用，不会像喝了葡萄酒或啤酒之后那样出现相应的抑郁反应。茶也是轻收敛剂。柯普兰医生说：

> 红茶和绿茶有轻微的滋补和麻醉作用，绿茶比红茶更能令脑脊髓系统兴奋。绿茶通常会使神经系统兴奋，就像咖啡会提升大脑活力一样。当病态兴奋、血管兴奋或神经兴奋发生时，绿茶又是极好的滋补剂和镇静剂，令人安睡，缓解神经和血管失调。在伴有昏迷或嗜睡的血管虚弱症病例中，我发现绿茶对恢复生命力和脑力两方面均极有价值。

茶和咖啡没什么营养，但是它们对神经系统的作用与营养物质近似，可以延缓体内组织的分解。换言之，通过喝茶和咖啡，身体得以维持和支撑，因为它们可以防止身体组织产生废物。如果没有它们，当身体或精神产生巨大消耗时，这些废物会更快地产生，人也因此会更快地感到筋疲力尽。

为了证明茶对身体的作用比通常认为的要大，况且我们还生活在茶的国度，我在这里给出一个表格，精确分析一磅（pound）茶叶的成分。[1]该表格由莱曼（Lehmann）制作，李比希

---

（接上页）（quinine）的成分，而且奎宁剂量很高，用来对抗热带地区的疟疾。据说这种汤力水味道实在太苦，难以下咽，因此当时被派往非洲和印度等热带地区的英国士兵，发明了将汤力水和杜松子酒混合之后饮用的方法，以降低其苦味。如今的汤力水成分已大大改变，加入了糖类、水果提取物等，并大幅降低了奎宁含量。目前中国市售的汤力水大多已不含奎宁。

　　① 磅，英国与美国所使用的英制质量单位，1磅约等于454克。

男爵（Baron Liebig）发表。[1]

| | 盎司（oz.） | 格令（grains）[2] |
|---|---|---|
| 水 | 0 | 350 |
| 茶碱（Theine） | 0 | 210 |
| 酪蛋白（Caseine） | 2 | 175 |
| 芳香油（Aromatic oil） | 0 | 52 |
| 树胶 | 2 | 385 |
| 糖 | 0 | 211 |
| 脂肪 | 0 | 280 |
| 单宁酸 | 4 | 87 |
| 木质纤维（Woody Fibre） | 3 | 87 |
| 矿物质 | 0 | 350 |
| 茶叶中的盐分 碳酸钾（Potash） | 0 | 47—45 |
| 石灰（Lime） | 0 | 1.24 |
| 氧化镁（Magnesia） | 0 | 6.84 |
| 过氧化铁（Per-oxide of Iron） | 0 | 3.29 |
| 磷酸 | 0 | 9.88 |
| 硫酸（Sulphuric Acid） | 0 | 8.72 |
| 硅酸（Silicic Acid） | 0 | 2.31 |

---

① 卡尔·戈特黑尔夫·莱曼（Karl Gotthelf Lehmann, 1812—1863），德国生理化学家，莱比锡大学教授，著有《理论化学完全手册》（*Complete Handbook of Theoretical Chemistry*, 1840）、《生理化学手册》（*Handbook of Physiological Chemistry*, 1853）等。李比希男爵，即尤斯蒂斯·冯·李比希（Justus von Liebig, 1803—1873），德国化学家，创立了现代面向实验室的教学方法，被誉为现代有机化学创始人，著有《有机化学在农业和生理学上的应用》（*Organic Chemistry in its Application to Agriculture and Physiology*, 1840）、《动物化学》（*Animal Chemistry*, 1842）等。

② 格令，英国旧制重量单位，一颗大麦粒的重量为1格令。1格令等于1/7 000磅，约等于64.8毫克。

（续表）

| | | 盎司（oz.） | 格令（grains） |
|---|---|---|---|
| 茶叶中的盐分 | 碳酸 | 0 | 10.09 |
| | 氧化锰（Oxide of Manganese） | 0 | 0.71 |
| | 氯化钠（Chloride of Sodium） | 0 | 3.62 |
| | 苏打 | 0 | 5.03 |
| | 木炭和沙子（Charcoal and sand） | 0 | 1.09 |

可以发现，这里提到的物质几乎每种都会对身体产生巨大作用，特别是这些盐分。我们找到的铁、石灰、碳酸钾、氯化钠以及磷酸，是组成身体组织的必要成分，也是身体发挥其功能的必要成分。

李比希论道："我们喝的茶里含有强效矿泉水的有效成分。无论我们每天喝的茶里所含铁的成分有多么少，也不能忽视它对生命进程的影响。"茶碱是茶对神经系统发挥作用的主要物质。茶碱的作用之于茶叶，就像酒精之于白兰地、葡萄酒和啤酒。

我认为，茶是我们在这里最热的时候可以饮用的最好的、最安全的，也是最健康的饮品①，我援引兰基斯特医生有关茶碱的言论来证明这一点。

兰基斯特说：

在我看来，茶碱主要通过神经中介对身体产生

① 我要声明，在上海的头两年里，我没喝过比茶和咖啡更浓烈的饮品。天热的时候，我早上泡两瓶茶，里面加一点柠檬酸，整天喝这个，既提神又舒服。

兰基斯特医生说："俄罗斯人在茶里加糖，挤一点柠檬汁或是加一片柠檬。我可以保证，这并非无中生有。吃好晚饭后，胃里已经塞满了食物，酸性物质最能缓解口渴，这时候吃些柠檬或喝些柠檬汁是最可口、最舒服的。"——原注

作用，对此我深信不疑。如果给动物注入足够的茶碱剂量，就会使其死亡。我给青蛙注射过茶碱，发现半格令就足以杀死一只成年青蛙。它先是瘫痪，一段时间后惊厥，最后死亡。这个死亡病例很像氢氰酸（hydrocyanic acid）、毒堇（hemlock）以及其他镇静剂毒药的反应。这类毒药不会立即使人入睡或嗜睡，只有当人失去知觉时，才会观察到明显的功能紊乱（derangement）。

我觉得茶碱对神经系统的作用解释了茶和咖啡对身体产生的影响。茶和咖啡主要起到镇静的作用，使人产生一种平静的感觉，这种感觉不会有丝毫的压抑，可以防止神经系统的病态活动。我不禁这样想，强壮的人总是表现出对茶和咖啡的渴望，这取决于茶碱对神经系统的影响。

但是，茶碱的作用并不完全取决于它对神经系统的直接影响。能干的实验者们已经证明，茶碱对身体组织的作用很保守，与酒精一样。任何一种对神经系统产生影响的物质，不论是镇静剂还是兴奋剂，都会阻止人体组织的分解（destruction）。

茶碱，以及茶叶中大部分其他成分，都能在热水中溶解。泡第一壶茶时，大部分茶碱会被提取出来，如果倒光后再加水，第二壶茶里既没有茶碱，也没有任何挥发油或芳香油（芳香油使不同种类的茶叶具有自己独特的香味）。一杯普通的茶含有半格令到一格令茶碱。绿茶和红茶含有完全相同的成分，只是绿茶含有更多芳香油，可以对神经系统产生强大的影响。如果适量摄入，并无害处①，但如果过量饮用，其作用与狐狸手套（或称毛地黄［fox glove or digitalis］）的作用非常相似，即心悸、极度焦虑、紧张不安和失眠（中毒剂量）。②

我无需说明，咖啡对身体的作用与茶的作用非常相似，但我下面要列出帕扬（Payen）做的一个分析表③，一磅未经烘焙的咖啡含有以下物质。

| | 盎　司 | 格　令 |
|---|---|---|
| 水 | 1 | 407 |
| 糖 | 1 | 17 |
| 脂肪 | 1 | 402 |
| 酪蛋白 | 2 | 35 |
| 咖啡因或茶碱 | 0 | 122 |
| 芳香油 | 0 | 1½ |
| 含碳酸钾的咖啡酸（Caffeic acid with potash） | 0 | 280 |
| 树胶 | 1 | 192 |
| 木质纤维 | 5 | 262 |
| 盐分 | 1 | 31 |

兰基斯特医生说：

---

① 我读大学最后两年时，畅饮绿茶和浓咖啡，每晚学习到凌晨两三点。此外每天吃两顿简餐，一顿在早上8点半，一顿在下午大约6点。我身体非常好，不论多少工作都可以完成。——原注

② 毛地黄，因有布满绒毛的茎叶及酷似地黄的叶片而得名，又因原产于欧洲，亦称洋地黄；玄参科毛地黄属草本植物，全株有毒，可兴奋心肌，增强心肌收缩力，改善血液循环，用作强心药。传说坏妖精将毛地黄的花朵送给狐狸，让狐狸把花套在脚上，以降低它在毛地黄间觅食所发出的声音，因此毛地黄也被叫做"狐狸手套"。

③ 安塞尔姆·帕扬（Anselme Payen，1795—1871），法国化学家，因发现第一种酶即淀粉酶和碳水化合物纤维素而闻名。

咖啡里的咖啡因等同于茶里的茶碱，因此，我无需详述其特性。但是，有件事值得思考片刻，那就是咖啡豆会产生一种混合物，这种混合物与奎宁以及金鸡纳树属中的其他植物里的金鸡纳宁非常相似。如果我们怀疑咖啡因对身体的作用，我们可以参考已知的奎宁的作用，以说明咖啡因的作用。

如果说医学史上有哪件事情比其他事情得到了更好的证明的话，那就是奎宁可有效抑制间歇热（intermittent fever）或疟疾。[①]这件事众所周知，以至于没有哪个医学初学者不会考虑用奎宁治疗疟疾。近来在某些病例中，发生过奎宁无法治疗疟疾，茶碱却可以治好的情况。二者成分如下：

|  | 水 | 碳 | 氢 | 氮 | 氧 |
|---|---|---|---|---|---|
| 茶碱 | 2 | 16 | 10 | 4 | 4 |
| 奎宁 | 3 | 20 | 12 | 1 | 2 |

毫无疑问，其中任何一种成分都能对神经系统发挥作用。奎宁发挥作用的真相，也就是茶碱或咖啡因发挥作用的真相。

炎热天气里多喝茶和咖啡吧，少喝烈性酒和啤酒，让法国和德国葡萄酒取而代之吧。

---

① 间歇热，体温突然升高，可达39℃以上，常伴有寒战或恶寒，若干小时后恢复正常，数小时或数日后又突然升高，高热期和无热期交替出现，反复发作。常见于疟疾、急性肾盂肾炎等疾病。

# 三 运动

## Exercise

在上海，每年最后的三个月和最初的五个月里，运动得越多越好。

我所说的"运动"，不是指在外滩闲逛，或是散步去跑马场。在寒冷潮湿的冬日，最好待在家里，去外面闲逛只会挨冻。运动必须激发全部身体功能，循环加快，呼吸加速，或多或少出汗，整个身体焕发出健康的光彩，这才是有益的运动。

没有像散步这样好的运动了，因为每种器官或功能都或多或少在运转，每块肌肉都得到锻炼并获得力量（特别是背部和下肢的肌肉）。但是，无关运动且漫无目的的散步是累人而单调的，而且由于路况很差，在上海也不太可能这样做。

很遗憾的是上海没有板球场（cricket ground）①，因为板球是一项非常有益于健康的运动，早上打，晚上打，又或者早晚都打，皆有益。当然，在离租界不远的地方可以找到一块合适的场地。场地应该足够大，以便可以同时举行几种比赛。在四明公所（Ning-po Joss House）的一两英里之内②，建场地的花费不会

---

① 板球，又称木球，起源于13世纪的英国，有投球、击球、跑垒等动作，是一项"绅士的运动"，也是英国三大运动之一（另外两个是足球、英式橄榄球）。事实上，上海第一个板球场于1857年在第二跑马场（1854年建在今南京东路浙江路一带）中央建成，1858年4月在此举行了第一次板球比赛。韩雅各可能对此并未留意。

② 四明公所，即宁波会馆，旧址在今上海市人民路830号，是由旅沪宁波商人和手工业者于1797年创办的行会组织，1849年被划入法租界范围。

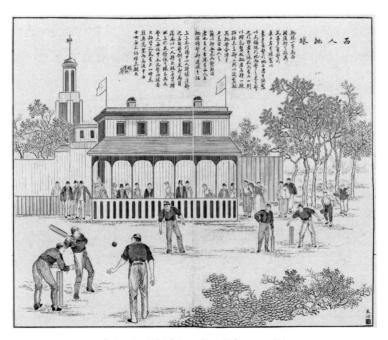

《西人抛球》(《点石斋画报》,1891年)

太多,而且对各种人来说,都会得到很多的乐趣和健康的运动。

骑马也是一项有益健康的运动,但是驾驶马车或坐在马车里只适合病人,对于健康人来说,这样太被动了——除了在炎热天气里,这个时候所有积极的运动都应该调整或暂缓。

所有的运动都容易使体温升高,但是在炎热天气里,这样做是不可取的,因此,运动不应超过日常活动所必需的量——除了在清晨或晚间6点以后,这个时候骑马、短距离散步、兜风(drive)或在河上划船(a pull on the river),都是有益的。

詹姆斯·马丁爵士说:

> 运动是北方气候中最奢侈的事情之一,而在热带地区,我们基本上就得跟运动说再见。在北方气候里,运动的主要目的和作用似乎在于维持循环系统的正当平衡,支撑和维护皮肤的功能,并促生各种分泌物。但是,身处赤道地带,我们的汗液、胆汁和其他分泌物已经过剩了,如果我们固守在欧洲时的那种运动习惯,后果将会是非常危险的。

> 由于非自然气候导致的不良影响扩大并加剧,通常情况下,后果确实危险。这种过剩很快就会导致虚弱,导致上述身体功能的作用减弱,并导致相应的血液不平衡,因此,只要一天或一年的特定时段里天气允许,就有必要通过主动或被动的运动来抵消这些不良后果。

> 如果我们想要保持健康,就迫切需要对运动时间加以区分。在印度平原上,每天太阳接近子午线的

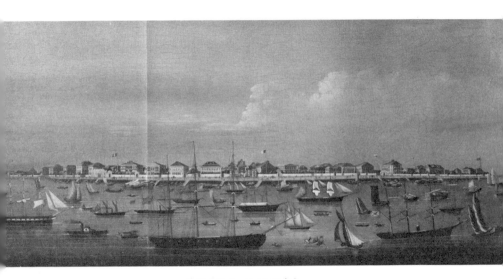

外滩（油画，约 1862 年）

几个小时里，树叶静止，所有生物都躲到遮蔽处，就连"秃鹳"（或称孟加拉巨鹤［adjutant or gigantic crane of Bengal］）都飞到地面反射的热量无法触及之处，要么栖息在高楼大厦的最高尖塔上，要么盘旋在更高的空中，成为一个很难辨认的斑点。

此时，当地居民都本能地躲到简陋小屋的最里面，光和热进不去那里。人们静坐在家人中间，享用着冰水或奶冻（sherbert），汗液从皮肤缓缓渗出，自然而有力地使人感到凉爽。

如果遵循印度各阶层的这个有益身体的习惯，那么就没必要再强调各种积极运动对身处热带的欧洲人的伤害（尤其是在炎热的白天），然而每年还是有数百人因此而丧生。

秋千或许是东印度群岛炎热雨季里比较有益的运动。荡秋千对慢性内脏失调非常有帮助，因为它可以影响体表，使皮下血管放松，在这类疾病中，血管通常反应迟缓。由于天气和其他因素无法在室外荡秋千的时候，可以在一大早和晚上在室内进行。

# 四　衣物

## Clothing

上海气温变化多端，我们要遵循的核心准则，就是在夏末时节的下午和晚上变凉时尽快穿上温暖的衣物；除非气候着实变暖了，否则不要穿轻便的夏装。我相信，腹泻、痢疾和疟疾更多的是秋天穿得太少导致的，而不是其他原因——不仅仅白天、晚上如此，而且特别是夜里更是如此。9月中旬前后夜里变得很冷，我们要提前准备，床上多放一两条毯子。

　　我发现肠部疾病以及器官功能紊乱，更多的是由于秋季忽视了保暖所致，而不是其他原因。气温通常会突然发生变化：1860年9月10日晚，气温比前三个月降低了15度；1861年9月6日晚，比6月初降低了18度。结果，在本地人和外国人中都出现了大量的肠部疾病的病例，还有一些霍乱和黄疸病例。

　　秋天夜里两三点钟被冻醒，伴有肠部疼痛，以及腹泻、痢疾或霍乱等征兆，这些不是什么稀罕事儿，而且如果那时不得不起床，那么事情就变得更糟了。

　　谨记一个安全的预防措施，那就是在脚部多放一条毯子，当感到冷时可以立即盖到身上。这主要是为了出点汗，因为在发冷的时候，所有的体液（fluids）都会被赶到内脏和肠部，导致充血和绞痛，盖上被子后，体液又被吸引至体表，从皮肤散去，而不会流经肠部；如此一来，发生了一种反应，循环再次恢复平衡，避免疾病发生。

我非常确信，我个人通过这种简单的方法总是能够免受腹泻侵扰，这个方法人人可及；我也确信，如果这个方法得到遵守，将会成为治疗中国秋季最为广泛的肠部疾病的有效良药之一。炎热天气里用藤床（beds with cane bottoms）是最好的，床垫应该暂存不用，把毯子铺在藤床上。这比睡在床垫上凉爽得多，早上起来不会被汗浸透、精疲力竭，而是非常凉快、神清气爽。即使在最热的天气里，也应该在腹部盖条毯子。四肢和胸部可以露在外面，但是腹部不盖好被子就睡觉，是绝对危险的。

　　这些论见很好理解，虽然可能看起来无关紧要，但却是经过仔细观察以及大量的实践与经验获得的。我可以就这件重要的事情再多说几句，但是我更想援引约翰逊医生和马丁爵士提出的成熟的观点：

　　　　欧洲人来到热带地区后，就必须跟亚麻（linen）这种奢侈品说再见——如果说在这种气候里，不舒服也确实不安全的东西可以被称为奢侈品的话。不论哪个等级的印度人都只穿棉质衣物，那些能买得起奢侈品的人棉质衣物穿得最多。我们随处都能看到大头巾（turban）和腹带（khummerbund）①，前者能够保护头部免受强烈日光的直射，后者是为了保护重要的腹部脏器免受寒冷侵袭。腹带确实是一套衣服中极有价值的部分，印度人普遍流行绑腹带，欧洲人则通常贴

---

　　① "腹带"今作cummerbund，未见khummerbund写法。kh与c发音相同，故此处姑且译为"腹带"。

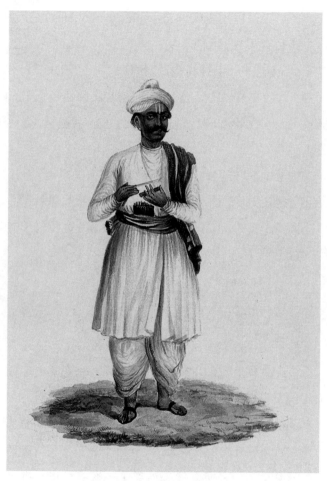

印度服饰（水粉画，19世纪）

着皮肤绑棉质腰带或法兰绒（flannel）腰带。

棉质衣服导热缓慢，非常适合在热带地区穿。有必要回想一下，在炎热季节里，室外的空气温度比血液温度高出好几度[1]，即使在阴凉处，空气温度也总是与体表温度差不多（或是高一些），后者在健康状态下比97度低几度。

我们在这里穿着比亚麻凉快的衣服，因为这些衣服把额外的外部热量传导到我们身体的速度更慢，但是这并不是唯一的好处。当气温变化无常，空气温度骤降至比体温低很多度时，棉质衣服不负所托，更能缓慢地从身体带走热量，如此一来，穿着棉质衣服的人更能稳步保持体温平衡。穿棉质衣服的另一个好处就是吸汗。亚麻在这样的环境下会让人感到又湿又冷，在微风中甚至会打哆嗦，但是如前所述，棉质衣服却可以稳定保持温暖。

在低温情况下，羊毛和棉质衣服比亚麻更保暖，这是很容易被承认的事实。但是在高温情况下，羊毛和棉质衣服比亚麻更凉快，这可能就会被质疑了。白天在一间房内摆两张床，温度计显示为90度；一张床上铺两张毯子，另一张铺两张亚麻席。晚上将铺盖物都拿掉，会发现铺毯子的那张床很凉，另一张床很热。亚麻将周围空气中的热量传导至其所覆盖之处，而羊

---

① "室外"一词为拉丁语sub dio，即"露天"之意。

毛作为非导体,阻止并阻挡外部热量的传导。①

从导热的角度来看,法兰绒可能比棉布更好。事实上在某些季节里,或是在某些特定的地方——在这些地方,温度通常在短时间内大幅度变化——法兰绒是比棉布更安全的衣物材料,很多有经验的欧洲人都会穿。但是总体而言,法兰绒不太便利,原因有三:第一,法兰绒太重,这是一个难以克服的缺陷。第二,在空气温度变化范围相当平稳、比体表略低的地方,法兰绒对身体导热的作用太慢了。第三,法兰绒的针状体太具刺激性,会增强身体表面汗管的活动,而我们主要就是想令这一过程变缓。从第二点和第三点来看,事实上就连棉布或白棉布(calico)②也并非没有这些缺陷——除非编织得很好,好到其优良质地远远抵消上述任何不便。

在热带地区预防疾病的主要目标是:使表皮排汗变缓,但又不受抑制。我要对过于频繁更换亚麻内衣这种主要是初来乍到的欧洲人才有的习惯提出警告。早晚换衣服即可满足一切需求,即使在炎热的雨季也是如此;换得太频繁只有害处。频繁更换亚麻衣物会刺激表皮分泌,皮肤与胃、肝、肺产生交感效应。这两者可能基本解释了在本土的气候条件下,我们为什么

----

① 这个实验不仅证实了位置(position)的重要性,也给我们提供了一件有益健康的奢侈品,既便利,又免费。印度的女乐师们对这个秘诀并不感到陌生,因为她们在炎热季节里小心地用毯子把她们的钢琴盖好,保护它们不会受热,防止它们弯曲变形。——原注

② Calico,英式英语中特指本白或未漂白的白棉布。

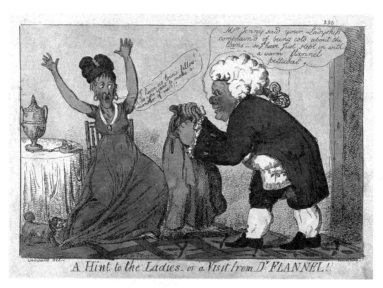

法兰绒医生建议一位时髦的女士穿一件法兰绒衬裙来保暖(漫画, 约 1807年)

会享有更好的健康与清洁状态。

相反，贫穷和邋遢导致的许多疾病，常常与表皮分泌物的不规则或被抑制有关（或是取决于这种不规则和被抑制）。虽然事实如此，但是由于在热带气候下频繁更换亚麻衣服这种不明智的、有害的习惯，身体表面已经过剩的体液被牢牢钳制，而汗管的活动（连同其所有后果）病态地增加，而非受到抑制。

每次有欧洲人初来乍到，我们就会看到一帮格里芬式（griffinish）的恪守礼节之人①，对此我感到极其可笑（或者更应该说是可悲）。没人能劝服他们"蜕

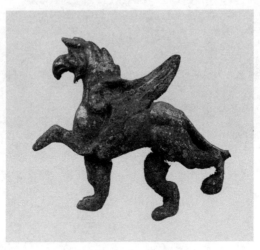

狮鹫青铜像（古罗马时期）

---

① 格里芬（Griffin），或译"狮鹫"，是传说中的一种长有狮子的躯体与利爪、鹰的头与翅膀的怪兽。文字记载中的狮鹫兽最早出现在古巴比伦亚述神话中，后来出现在古希腊神话中。拥有速度、灵巧和力量的狮鹫被认为是狩猎能手，负责看管金矿和暗藏的珍宝，要是有陌生人想靠近，狮鹫就会扑上前去把他们撕成碎片。此处指固守本土穿衣习惯的欧洲人。

皮"（cast off their exuviae），即使那些最亲切的人也犯同样的错误，他们被束缚在呆板的服饰中，汗水从每个毛孔里渗出，从衣服的每个角度里渗出。这或许真的会使我们担心他们即将实现哈姆雷特（Hamlet）的愿望——说真格的，他们"坚实的肉体会溶解、消散，化成一堆露水"①。

关注上述这些问题，或许是在中国保持健康最为重要的事，尽管也有其他重要问题不可忽视或遗忘。因此，如果我只提到两三个我认为需要关注的问题，希望读者原谅我，鉴于本书的局限性，我只能就每个问题蜻蜓点水地谈一下。

---

① 原文为：Solid flesh would melt- Thaw and resolve itself into a dew。出自莎士比亚（William Shakespeare，1564—1616）戏剧《哈姆雷特》（*Hamlet*）第一幕第二场。

# 五　沐浴

## *Bathing*

约翰逊医生说："沐浴是我们所拥有的、抵消寒冷气候有害影响的最为有力的工具之一，因为它将最愉悦的感受与最健康的效果联结起来，它确实既有用又舒适（utile et dulce）。"

莫斯利（Moseley）医生说："洗冷水浴就是纵欲而死（death with intemperance），内脏有任何毛病时洗冷水浴都是危险的。"

但是，许多纵欲之人会给莫斯利医生讲一个不同的故事。比如，牙买加著名的威克斯（Weeks）先生喝醉的时候总是在冷水里睡着，许多喝醉的水手从甲板上跌落到水里，立即就变清醒了。

詹姆斯·马丁爵士诚恳地说：

> 冷水浴就等于死亡，不是在纵欲期间死亡，而是在一次放荡之后，或是在精神或身体极度疲惫之后，身体突然垮掉。
>
> 对生活在热带气候中的欧洲人来说，如果身体健康，生活习惯节制有度，那么，没有比冷水浴更有效的方法来消除最令人不快的影响了（即使是寒冷季节的影响）。那些能够很好适应冷水浴的人，不会受到皮肤干燥、体内饱胀感的困扰。
>
> 对那些健康状况一般、不太强健的人来说，大体

上在印度从3月初到9月底洗冷水浴可以使其精神振奋、心情愉快。这几个月里温度一直很高，可以确保体表产生充分的反应。

一种普遍的错误认识是，在洗冷水浴之前，我们必须先凉快下来，而正确的做法却恰恰相反。对娇弱的人来说，最好的做法是先泡几分钟温水澡，然后马上用三四盆（vessel）冷水冲浴（affusion）①，全身皮肤会立即焕发光彩。对于所有害怕洗冷水浴或是怀疑冷水浴的有益反应的人来说，这是一种安全的、极好的沐浴方法。

我们听过的关于洗温水浴还是冷水浴的那些建议，没有提及健康状况、季节或是习惯的规律性，而这几个条件应该是决定洗温水浴还是冷水浴的必要前提。可以确定的结论是，得热带病的人，或是内脏充血、内脏肿大（特别是由热病［fevers］或痢疾所导致的）的人，温水浴是所有季节中唯一安全的。

同样的准则也适用于那些沉迷酒色之徒，以及那些习惯晚睡晚起之人。在这些人身上，循环的平衡已经被打乱，冷水的作用是把血液用力抛到那些已经受到不规律的生活所刺激的器官那里，特别是腹部脏器。

清晨起床是洗冷水浴的最佳时间，温水浴最好在晚上洗。在炎热天气里，晚饭前洗冷水浴有时可以提神，但是每天洗一次

---

① Affusion一词原指注水仪式，即基督教施行洗礼时将水泼向受洗者头部的一种仪式；亦指冲浴，即泼水疗法。

就足够了。水温如下：

| 冷水浴 | 从50度到70度 |
|---|---|
| 温热水浴（Tepid） | 从80度到90度 |
| 温水浴 | 从90度到98度 |
| 热水浴 | 从98度到120度 |

沐浴是一种强有力的治疗剂，但是我发现，在中国，沐浴在治疗疾病方面却没有占据应有的位置。在这里，我们缺乏适当使用水作为治疗剂的必要设施。与这里的外国人医院往来的一大好处是，可以在医院里摆设不同种类的浴缸，用于治疗各种疾病。

对于慢性或急性腹泻、痢疾、霍乱和热病等各种肠部疾病来说，适当时间的、有节制的沐浴是非常有用的。在这里，我无需说明土耳其浴（Turkish bath）作为治疗剂的价值，或者在上海我们多么需要土耳其浴。[①]

去年冬天，《北华捷报》（*The North-China Herald*）上刊登了几封论述土耳其浴价值的极好的信件。[②]如果我们明智而审慎地使用土耳其浴来治疗疾病，它的重要性就绝不会被高估。但是，就像其他强有效的治疗法一样，在使用土耳其浴时必须谨慎和区别对待，特别是当病人很虚弱时，或是因生病而消耗时。

---

① 土耳其浴，是中东地区在公共浴室进行的一种传统沐浴方式。利用浴室内的高温，使人大汗淋漓，再用温水或冷水沐浴全身，达到清除污垢、舒活筋骨、消除疲劳的目的。事实上，土耳其浴的历史可以追溯至古罗马时代。由于气候炎热，古罗马人非常喜欢洗澡，在君士坦丁堡（今伊斯坦布尔）等大城市建有许多装有蒸汽、冷热水池等设备的公共浴室，每个浴室可容纳数百人。土耳其人从东罗马帝国手中夺取君士坦丁堡以后，便把罗马式的浴室改成了土耳其浴室。

② 《北华捷报》，上海第一家英文报刊，由英国商人奚安门（Henry Shearman，？—1856）于1850年8月创办；1864年《北华捷报》副刊更名为《字林西报》（*The North-China Daily News*）；于1951年3月终刊，共历时101年。《北华捷报》是中国近代出版时间最长、发行量最大、最具影响力的英文报纸，被称为中国近代的"泰晤士报"。

接下来我援引两三位医生的观点，他们真正熟悉土耳其浴的价值。我发现他们既不是水疗法者（hydropathist）[①]，也不是专业人士，他们只是愿意采用所有可能的方法来保持或恢复健康而已。尽管我并不准备像他们当中的一些人那样青睐沐浴疗法，但就其价值而论，沐浴疗法应该在预防与治疗两方面都占据重要的一席之地。

列·盖伊·布里尔顿（Le Gay Brereton）医生说：

> 如果你想少花诊疗费，那就去洗澡。我并不是说洗澡可以完全取代药物，每种药都有自身的用途，但我发现水疗方法通常对局部治疗（local effects）很有必要。我确实要说，沐浴在治疗大多数（即使不是全部）血液疾病上，比治疗任何其他疾病都要更快速、更有把握且更令人愉悦。最重要的是，它是健康的守护者——它令每个人魅力焕发，肤色变得更加清透，双眼更加明亮，身体散发香气。荷马（Homer）在描写阿喀琉斯（Achilles）出浴时说，他看上去更高挑、更俊俏，也离神更近了。荷马并没有夸大其词。[②]

---

① 水疗法（hydropathy 或 hydrotherapy），是替代医学（特别是自然疗法）、职业疗法和物理疗法的一部分，指利用水的温度和压力等物理特性，达到促进血液循环或缓解疼痛等治疗目的。土耳其浴是其中一种疗法。

② 约翰·列·盖伊·布里尔顿（John Le Gay Brereton, 1827—1886），曾于1858年12月在谢菲尔德（Sheffield）发表有关土耳其浴的演说，后辑成《健康与疾病中的土耳其浴》（*The Turkish Bath in Health and Disease*）一书出版。荷马（Homer，约前9世纪—前8世纪），古希腊诗人，根据民间流传的短歌综合编写而成史诗《伊利亚特》和《奥德赛》（合称《荷马史诗》），在很长时间里影响了西方的宗教、文化和伦理观。阿喀琉斯，又译"阿基里斯"，是《伊利亚特》中的主人公之一，海洋女神忒提斯（Thetis）和凡人英雄珀琉斯（Peleus）之子，特洛伊（Troy）战争中希腊联军之首。荷马笔下的阿喀琉斯年轻英俊，骁勇善战，但脚踵是他唯一的弱点，他最后死于特洛伊战争之中。

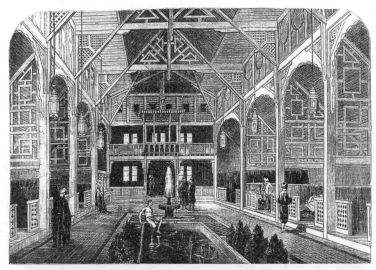

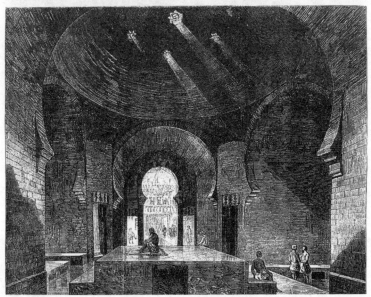

土耳其浴（雕版，19世纪中叶）

上图：冷水浴室

下图：高温浴室

这位医生又说:"据说古罗马人口有五百万(?)的时候,有大量的澡堂,却没有医院。据记载,五百年间,这个大城市里没有医生。"[①]看来他有点被热情冲昏了头。[②]

塔克(Tucker)医生谈到土耳其浴时说:

天花(smallpox)是随着古罗马人不再普遍使用浴室而出现的。有意思的是,古希腊和古罗马人并不知道人类今天所面临的天花、猩红热(scarlatina)和霍乱这三大瘟疫(scourges),仿佛这三种瘟疫是因为人类后来完全忽视了个人净化皮肤的身体美德而受到的惩罚。[③]皮肤是所有重要的内脏器官的安全阀,这些器官的排水管道需要被有规律地使用。皮肤是唯一交由人类自己照料、自己观察却也是最被忽视的一个器官。

如果我们能像古代人一样谨遵自然法则和个人净化的戒律,那么,我相信,我们比我们可能存活的自然时间少活了大概20年。我们管理肠部(这是我们的电化学电池[electro-chemical battery]的负极),却忽视皮肤(正极),然而皮肤是血液中更为重要的病态物质消除器。自然生命的整个周期是100岁,但一千个人中只有一个人能活到70岁。

---

① "(?)",括注问号,原文如此。

② 意指布里尔顿此处的言论未免夸大其词,缺少根据。

③ 天花,由天花病毒通过飞沫吸入和直接接触感染人引起的一种烈性传染病,染病后死亡率高;常见症状为寒战、高热、乏力、头痛、四肢及腰背部酸痛,患者痊愈后脸上会留有麻子,故名"天花";最有效简便的预防方法是接种牛痘。猩红热,英文现多写作scarlet fever,为溶血性链球菌感染引起的急性呼吸道传染病;由飞沫传播,也可经由皮肤伤口或产道感染;常见症状为发热、咽颊炎、全身弥漫性鲜红色皮疹;发病多见于小儿。

塔克医生说地球上人类的自然寿命是100岁。他应该给我们一个权威解释，或许他想到了弗卢朗(Flourens)和维孔特·莱斯帕斯(Viscomte Lespasse)这些现代"百岁论"(Centenaire)学派的代表人物。①塔克医生不太幸运，因为一本很有权威性的旧书里说到，人的自然寿命只有70岁，活到80岁都是例外。尽管如此，看在塔克医生热情的凯尔特人体质，以及他提倡的良好事业的份儿上，我们可以忽略他的过失。他迫切地要求我们洗土耳其浴：

> 神圣之光照耀下的生命庙宇当然值得保持清洁，值得净化。人，是全能造物主的生命活像(the living likeness of his Almighty Maker)，宇宙的缩影，世界的美好，两个世界的活生生的见证(其中一个世界蕴含在另一个世界之中)，人类最崇高的研究对象。人应该保持房屋整洁，即使每周一两次用两个小时来打扫也好。

> 我相信不久的将来，女士和绅士的象征将是他们每周进行一次自然热电浴(thermo-electrical bath of Nature)。雕像会永久保留我们对君主、亲王、贵族、医生或爱国者的记忆，我们会万分感激这些人使我们回想起古罗马的健康庙宇(Temples of Health)，将这些庙宇从被遗忘的坟墓化作新生代的摇篮，成为促进公共卫生和个人改革的最重要的机构。

---

① 让·皮埃尔·弗卢朗(Jean Pierre Flourens，1794—1867)，法国神经生理学家，实验神经科学的创始人之一，首先将大脑半球看作感觉和意志的器官，并通过实验证明小脑的功能在于调节运动的协调性；著有《神经系统实验》(*Experiences sur le système nerveux*，1825)、《关于人类寿命和地球上生物的数量》(*De la longévité humaine et de la quantité de vie sur le globe*，1854)等。

这样的沐浴既是社会性的，也是卫生性的：它摧毁了人们对烈性饮料的渴望。这是节制的庙宇（Temple of Temperance）。著名的培根为欧洲国家失去了这些澡堂而感到惋惜。但愿我们光荣的维多利亚女王（Queen Victoria）能够对古老的巴斯勋章（Order of the Bath）加设第四等，授予那些资助、支持和经常光顾这些健康庙宇的人们。深红色缎带，刻有"三合为一"（即节制、纯洁和快乐）的座右铭，对一位女士或一位绅士而言，还希望得到什么比被允许佩戴这样一条缎带更高的荣誉呢？①

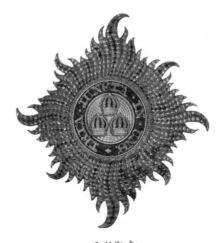

巴斯勋章

　　① 维多利亚女王（Alexandria Victoria, 1819—1901），1837年即位，在位时间长达64年，是在位时间第二长的英国君主，也是世界在位时间第二长的女性君主，这一时期被称为维多利亚时代，是英国工业、文化、政治、科学与军事都得到相当大发展的一个时期，亦伴随着大英帝国的大幅扩张。巴斯勋章，旧称"最光荣的巴斯军事勋章"（the Most Honourable Order of the Bath），由乔治一世（George I, 1660—1727）在1725年设立。Bath一名来自中世纪，为册封骑士的一种仪式，即沐浴和净化，以这种方式册封的骑士称为"沐浴骑士"。巴斯勋章的三种等级（转下页）

科克郡(Cork)的康明斯(Cummins)医生说:"土耳其浴在治病方面很有效力,恰由于此,土耳其浴应该成为定期处方,医生要观察其效果。"①

《伦敦医疗时报和宪报》(*The London Medical Times and Gazette*)说:

> 我们相信,人们对于它的巨大用处并无异议。它的作用和价值很明显,很好解释。它对皮肤有积极作用,而皮肤功能的重要性显而易见。因此,如果它能促进并帮助皮肤发挥作用,那么它就会成为健康身体的得力助手。如果我们明智地运用它,对生病的身体也会大有裨益。

希望不久后我们就会取得这样的成果,为我们繁荣的社区已经获得的改善锦上添花。正在推进的上海总医院(The General Hospital)计划将筹建土耳其浴。②

---

(接上页)分别为:爵级大十字勋章(Knight/Dame Grand Cross)、爵级司令勋章(Knight/Dame Commander)、三等勋章(Companion)。三合为一,原文为拉丁语"tria juncta in uno",刻于勋章之上。

　　① 科克郡,位于爱尔兰南部芒斯特省(Munster)。

　　② 中国人对沐浴全然不知。我完全赞同威尔逊医生的这段话:"除了泡茶和烹饪外,中国人似乎对水缺乏实践性知识,他们并不懂得沐浴(或者说个人清洁),这是他们不同于所有其他民族(特别是那些住在温暖地区或温带地区的东方民族)的诸多事例之一。从出生到死亡,他们真的不洗澡。据我观察,唯一一种替代形式,就是用热水把一块布浸湿,轻轻擦脸和手,还是有社会地位的人(persons of distinction)!"——原注

　　威尔逊医生应指后文提到的约翰·威尔逊,1842年至1844年随英国海军来到中国,1846年时任伦敦海军医院和舰队督察员,著有《中国医学笔记》(见"总论"一章)。上海总医院指公济医院,其英文名即Shanghai General Hospital。该医院始办于1864年3月1日,1877年中文名定为公济医院,1935年以前为西人疗养性医院。1953年1月1日改名为上海第一人民医院,现为上海交通大学附属第一人民医院。

84

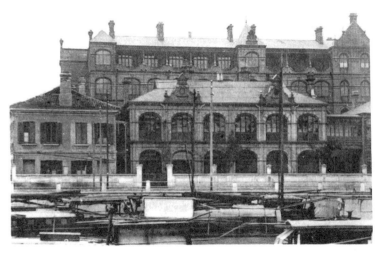

上海公济医院（约1910年）

# 六 排汗

## Perspiration

排汗是大自然用来控制体温的一种伟大的方法。它为缓解体温过热提供了一种器官。当大气温度与体温相等或超出体温时，就会产生体温过热。通过排汗，大量有害物质也会从身体中清除，这些物质如果留在体内、在体内积聚，就会有损健康和生命。

　　拉瓦锡（Lavoisier）和塞甘（Séguin）发现[①]，一个中等身材男性的皮肤每分钟蒸发8格令汗液，相当于每24小时33盎司，或者每小时1盎司多。阿瑟尔米诺（Aselmino）对汗液做了细致分析，其中99%是水，1%是固态物质。

　　在这些固态物质中，23%由盐分组成，77%由有机物组成，具体如下：

---

　　① 安托万-朗洛·拉瓦锡（Antoine-Laurent de Lavoisier，1743—1794），法国化学家、生物学家，被称为"现代化学之父"，主要成就包括将化学研究从定性转向定量，并验证了质量守恒定律；认识并命名了"氧气"和"氢气"，创立了氧化学说；定义了"元素"，发表了第一个现代化学元素列表；撰写了第一部真正的现代化学教科书《化学基本论述》（*Elementary Treatise of Chemistry*，1789）。阿曼德·塞甘（Armand Séguin，1767—1835），法国化学家、生理学家，发明了一种更快、更便宜的制革方法，并向拿破仑军队提供皮革；他还研究呼吸和汗液的生理学，是拉瓦锡在动物呼吸实验中的合作者。古代医生已经设想到蒸发的存在，古罗马医学家盖伦将其命名为diapnoe，即一种以轻气形式透过全身皮肤的呼吸。至17世纪，散克托留斯（Santorio Sanctorius，1561—1636）在对于生理学和病理学中的新陈代谢的早期研究中，意识到精确测量这种"呼吸"的重要性，并认为体液的每次紊乱，都可以引致疾病，这种紊乱主要是这些体液透过皮肤的分泌物所致。他的研究工作不仅激励着他的学生，且一直影响至拉瓦锡和塞甘时期。

| | |
|---|---|
| 混合普通盐的肉味素（Osmasome combined with common salt）[1] | 48 |
| 含肉味素的乳酸盐（Lactic acid salts with osmasome） | 29 |
| 含硫酸盐的动物物质（Animal matter with vitriolic salts） | 21 |
| 钙质盐（Calcareous salts） | 2 |
| | 100 |

阿瑟尔米诺也找到了氨、铁和碳酸气体的踪迹。他说："估算一下体表排汗系统管道的长度，如果每平方英寸平均有2 800个毛孔，那么汗管长度就是700英寸。一个中等身高和身材的人皮肤表面积是2 500平方英寸，因此，毛孔数量就是7 000 000个，汗管长度就是1 750 000英寸，也就是145 333英尺，或48 600英码，或将近28英里。"[2]作者感叹道："如果这些管道堵塞了可怎么办？"这可以被用来作为支持土耳其浴的一个论点，土耳其浴可以使这些数量庞大的排汗口保持清洁和畅通无阻。

就这一主题而言，还可以援引两年多以前我给《皇家亚洲文会会刊》（*the Royal Asiatic Society's Journal*）写的一篇文章。[3]在炎热季节出很多汗时，肝脏备受血液刺激，血液中的

---

① 肉味素是一种使汗液具有特殊气味的动物物质，也使不同的肉类具有不同的味道。——原注

"Osmasome"，又作osmazome、ozmazome或ozmazone，来自希腊语，意为"肉汤"（meat broth）。1825年，法国美食家布里亚-萨瓦兰（Brillat-Savarin）提出了该词，用来形容浓郁的肉质味道。可能由于该词并未广泛使用或存在时间较短，在中文文献中尚未找到其对应的译名，姑且译为"肉味素"，待考。普通盐，一般指日常生活中的食盐。

② 英寸、英尺、英码、英里，皆为英制长度单位，1英寸约等于2.54公分，1英尺等于12英寸，1英码等于3英尺，1英里等于5 280英尺（约1.6千米）。据此，文中估算的人体汗管总长度约为44.8千米。

③ 此处正确刊名应为《皇家亚洲文会北华支会会刊》（*The Journal of the North-China Branch of the Royal Asiatic Society*）（见引言）。

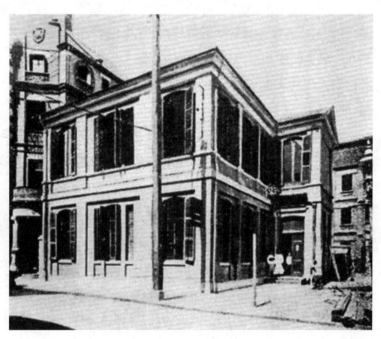

皇家亚洲文会大楼(上海,1871年)

水分严重流失，而肾脏以相同的方式受到侵袭，被大量盐水浸渍。皮肤的功能也异常活跃，在上海夏天的两三个月里，24小时内皮肤排出的液体总量平均为75至80盎司，而在欧洲则为30盎司。因此，过量的体液和血液流向身体表面，体温有持续升高的趋势，通过皮肤上持续的蒸发和发生的化学变化，体温得以下降并得到调整——因为排汗从本质上说是一个降温过程。

但是，当体液和血液流动过量且持续过久时，神经系统就会变得疲惫不堪，心脏和肌肉就会失去弹性，循环变得虚弱，营养器官几乎瘫痪。为了描述皮肤与内脏器官（特别是肠和肝脏）之间的亲密交感关系，以及某个器官如何轻而易举被另一个器官的变化所影响，援引约翰逊医生自己的话是再好不过的了：

> 事实上，身体不同部位之间的确存在某种特定的联系或关系，因此当某一部分受到特殊影响时，另一部分就会产生交感，发生类似的反应。这里所说的交感之中，没有哪个比存在于外部身体表面和内部消化道表面之间的交感更为明显的了。

> 由经验可知，过多的、持续长时间的出汗，以及随之而来的体表末端血管失去弹性，同时会伴有（或后续会导致）胃部失去弹性，直接诱发厌食症或食欲丧失。我们到热带地区后不久就难逃这些病症，或者说，在英格兰的炎热天气里也会如此。这虽然只是影响链中的一个环节，但似乎是大自然一种极为明智的预防措施，通过有效地防止饱食的危险后果，来使易

怒的、多血质的欧洲人体质下降，以适应酷热气候。①

　　有关排汗的这一观点，清楚地揭示了刺激性饮品对已经衰弱的器官的有害影响——也许是为了保持健康，已经衰弱的器官被迫超负荷运转，一时间会感到兴奋，出现多血质症状，随后则会倍感无力。

　　如果在上午或是临近晚饭时，在烈日下散步或是进行其他身体运动，那么排汗会大量增加，末端血管会松懈下来。我们会发现坐在桌子前也完全没有食欲，直到我们喝杯葡萄酒或其他刺激性饮品，以便激发胃的能量。

　　观察与个人感觉教会我们，在炎热气候里，或者说在所有气候的炎热天气里，晚饭前休息一个小时是非常有益的。如果我们一吃饭就发现不喝酒就吃不下饭，那么可以确信，这是大自然告诫我们务必谨慎进食。

　　一些人会认为这太过教条，另一些人则认为这是空想，但是，既不是前者也不是后者，而是那些忽视或鄙视这一告诫的人，当他们体会到不良后果时，补救错误为时已晚。

---

　　①　当时殖民医学的一种观念是，欧洲体质的人到了热带地区，为了适应恶劣气候，体质会发生某种退化。

# 七　热带苔藓病（痱子）

## *Lichen Tropicus*

很少有人能在上海的夏天里摆脱热带苔藓病或痱子（prickly heat）的困扰，尽管通常第一年或第二年更为严重一些。约翰逊医生说：

> 起痱子时的感觉很难形容，混杂着刺痛、发痒以及其他多种难以名状的感觉。痱子通常（虽然不是总是）会伴有不比针头大的鲜红色丘疹，这些丘疹遍及胸部、手臂、大腿、脖子，偶尔沿着前额发际线。当我们坐着不动、皮肤凉爽时，痱子就会在一定程度上消散；但是一旦我们运动出汗，或是大口喝茶、汤、葡萄酒诸如此类的温热或刺激性饮品，丘疹就会发出来，清晰可见，也会明显感觉到。

过多的洗澡即使并不引发痱子，也肯定会加重痱子，特别是在洗澡后用粗糙的毛巾胡乱擦拭身体，痱子会更严重。千万不要为了缓解发痒感就抓挠，这样一来事情会变得更糟，已经放松下来的娇弱肌肤会被抓破。邦蒂阿斯（Bontius）说："接下来表皮会频繁脱落，任何形式的治疗都无济于事。"[1]

---

[1]　雅各布斯·邦蒂阿斯（Jacobus Bontius, 1598—1631），荷兰医生，曾服务于荷兰东印度公司，航行至东印度群岛；著有《印度医学》（*De Medicina Indorum*，1642），此书是关于热带病学的最早著述，也是最早记述脚气病（beri-beri）的书籍。

运动产生过多的汗液，是起痱子的另一个原因，因此排汗应该缓慢。

起痱子是身体好的一种征兆（而非原因）。冷水浴不会击退痱子。痱子突然消失，并不一定是值得怀疑的或危险的征兆。希拉里（Hillary）说："喝温热的稀释饮品（diluents）、茶、咖啡等，就容易起痱子。"约翰逊医生给出了更多的理据，认为得这种病并无益处，为了彻底预防它，他建议欧洲人到达印度或温暖地区之后，要穿轻薄衣物，在炎热天气不要做任何运动，要节制地生活，等等。马丁爵士说，洗冷水浴几乎很难让痱子消散，但是，即使那些刚来到印度的人身体强壮，或是健康状况良好，他也不建议他们洗冷水浴。他建议用优质的滑石粉、发粉（hair powder）以及青柠汁外敷。但是这些鲜有效果。

用蒲扇（punka）来缓解排汗是所有疗法中最好的、最安全的。它将身体周围的热空气驱散，而又不会使其暴露在完全通风或温度变化的危险之中。

# 八　肝脏

*The Liver*

肝脏是身体最大的器官,没有什么器官比它更容易受气温、食物、饮料、排汗、衣物与运动的影响。在其他条件不变的情况下,高气温会加快胆汁分泌,而低气温则会延缓胆汁分泌。葡萄酒、啤酒和其他酒精饮品也会在一段时间内增加胆汁分泌。高气温会刺激肝脏,增加胆汁分泌,所有作者都认同这一点,也认同肝脏疾病在温暖气候中比在寒冷或温带气候中更多见这一点。

　　拉瓦锡、普劳特(Prout)、克劳福德(Crawford)、法伊夫(Fyfe)、塞甘、柯普兰和其他人的实验证明,肺部在一定时间内呼出的碳酸量,在温暖空气中大为减少。[①]此外,像在上海夏天这种温暖、潮湿与充满瘴气的(malarious)空气中,不超过一半的碳及其混合物通过呼吸过程从血液中产生,空气干燥寒冷时也是如此。所有压抑性的热情(depressing passions),以及任何可能降低生命力的东西,都会减少从肺部呼出的碳酸气体的量。

---

　　① 威廉·普劳特(William Prout, 1785—1850),英国化学家、内科医生、自然神学家,对生物体的分泌物进行了许多分析,认为这些分泌物是由人体组织的分解产生的;曾撰文论述人体气态物质的特定引力与原子质量之间的关系,推测氢原子可能是各种元素的元粒子,这就是著名的"普劳特假说"。亚岱尔·克劳福德(Adair Crawford, 1748—1795),英国化学家、内科医生,1779年出版了影响深远的《体温的实验与观察》(*Experiments and Observations on Animal Heat*)一书,证明动物的呼吸气体交换是一种燃烧。法伊夫可能指安德鲁·法伊夫(Andrew Fyfe, 1792—1861),英国外科医生、化学家,爱丁堡大学教授,主要研究昆布和易燃物质。

因此，在上海的夏季，更多的碳及其有害混合物势必会留在血液中，在体内循环。因为进入体内的碳物质的总量没有减少，如果不创造条件，如果无法提供消除这些有害物质的替代通道的话，那么血液就不再会继续产生那些对健康至关重要的变化。毒素会在体内循环，纯净的朱砂色动脉血会消失，黑色混浊的静脉血则取而代之。

食欲最先丧失，总感到恶心，不时呕吐、腹泻，眼睛失去光泽，面色暗沉，面露焦虑，从皮肤和呼吸中呼出的气体变得难闻，继而得轻微伤寒热（typhoid fever）[1]，并伴有顽固性腹泻或痢疾。血液中的毒素对大脑产生作用，导致思绪游移，以及某种程度上的精神错乱，生命力快速下降，昏迷或死亡将会是这一幕的终点。每年夏天，仁济医院（the Chinese Hospital）都会有许多与上述情形完全相似的病例。[2]我在欧洲人中也发现了此类病例。

然而，天性（Nature）总是保持警惕[3]，只要天性没有受到阻

---

① 伤寒，现代医学定义是由伤寒杆菌造成的急性胃肠道传染病，症状包括长期缓慢的发烧，可达39℃至40℃，其他症状有出汗、腹痛、肠胃炎、严重腹泻、头疼或皮肤玫瑰疹等，肠道出血或穿孔是最严重的并发症。伤寒杆菌会随粪便和尿液排出体外，通过苍蝇、蟑螂等媒介传播给人。伤寒杆菌的发现要到19世纪80年代以后。"伤寒"这个病名在中国起源很早，指所有外感热病。晚清西医东渐过程中，"肠热症"、日译词"肠窒扶斯"等被用来指代typhoid一词，而后医界对于typhoid如何定名争论不断，最终"伤寒"逐渐被确定为正式译名。

② 仁济医院是上海开埠后第一所西医医院，由伦敦会医学传教士雒颉（William Lockhart, 1811—1896）于1844年创立，定名"中国医院"；1846年7月新院落成，定名"仁济医院"，取仁爱济世之义，亦称"山东路医院"；现为上海交通大学附属仁济医院。

③ 我所谓的"天性"，是指以最明智的方式执行某些操作并产生某些效果或结果的各种原因的集合。换言之，拥有所有智慧和力量的伟大造物主（the Great Author）在整个宇宙中指挥着最伟大和最微小的活动。他借由太阳和各种系统以及沙粒和物质微小分子的固有规律，使身体的每一个器官都运转起来，仿佛这些器官被赋予了理性和智慧。希波克拉底说："人的天性是一切符合完美健康的事物的集合，是所有正确思考和医学实践的基础。"——原注

挡或妨碍，就会事先准备好应对每一个突发事件和每一种紧急情况，并将有害物质从体内消除。当肺部因温暖的空气而停止从血液中清除足够数量的杂质时，这些不纯的物质就会被转移到其他通道，绝大部分被送到肝脏，肝脏受到刺激，使自己适应新的职能，倾倒出大量胆汁。

因此，在高气温下，肺功能的不足由肝脏活动来替代，高温和潮湿使肺无法发挥作用。也就是说，在肺功能变缓或下降的同时，肝功能则提升并受到刺激。因此，显而易见，在这种情况下，务须谨慎再谨慎，小心再小心，不要喝太多酒精饮品或吃太多刺激性食物，以免刺激肝脏。

首要的一点是，我们的饮食越简单，我们就越健康。因为如果肝脏被过多地刺激，就会产生以下两种后果中的一种：要么肝脏肿大或有慢性炎症，要么发生某种反应——肝脏几乎分泌不出胆汁，或者完全不分泌胆汁，这种情况会突然发生，这是亚洲霍乱的主要原因，我对此深信不疑。因为这种可怕的疾病发生时，似乎没有胆汁分泌，在所谓的"米泔水样粪便"中找不到一点儿胆汁，人会突然倒下，在许多病例中则是致命一击。

柯普兰医生说：

> 饮食与养生，是仅次于温度和气候的最容易引起肝脏紊乱的因素。
>
> 吃得太多或太频繁（特别是动物类的、油腻的、高度调味的食物），摄入各种各样不合时宜的菜肴、调味品、香味料以及葡萄酒（特别是在温带国家和气候中），以此来刺激食欲和味蕾，是最容易得病的。可能

由于吃得太饱或吃了太多刺激性食物，在西印度群岛，肝脏紊乱在官员中比在军队中更为常见。

饮用烈酒（特别是喝得太多时）会引发肝脏疾病，在温暖气候中起病更急，在温带国家则更多的是慢性疾病或结构性疾病。

我接下来只讲炎热气候中肝脏特有的三种状况。我要声明，这三种状况中每一种都会呈现出各种各样的变型（modifications），这些变型乃是个体的气质（temperature）、体质、食物、饮料、运动、衣物、习惯以及控制热情的能力等所致。在本书中我只能简要谈谈。

I.胆汁分泌过多。如前所述，这是从寒冷气候搬到炎热气候居住后常见的结果。不过"胆汁质"这个含糊且不确定的词却被认为是各种不适症状的原因，也成为各种失调症状的替罪羊，甚至连医者也这样认为。

柯普兰医生说：

胆汁分泌减少，胆汁分泌增加，胆汁病态分泌或者变质（altered），这三种说法都叫做"胆汁质"，没有任何确切的概念被附加到这一术语中，甚至连专业人士都把胆汁分泌减少和分泌增加等同起来。

阿伯克龙比医生在谈到这些有关胆汁质的经验（empirics）研究时说：

我毫不迟疑地说，水银通常被无差别地使用，人们对于用水银来治疗病态肝脏会产生何种程度的影响，并无明确概念。如果肝脏被认为处于萎靡状态，水银就被用来使之兴奋；如果肝脏处于急性炎症状态，水银就被用来减弱循环，减少活动。在对胆汁分泌以及通常被称为胆汁质的那些疾病的治疗中，水银的作用有时即使不是矛盾的，也是最不确定的。

柯普兰医生说：

> 医生给各种微不足道的疾病——或是肠部需要温和的助力时，又或是病人错误地认为自己（或是那些对此应该更加了解的人告诉他）是"胆汁质的"时——都开出大剂量的甘汞（calomel）处方。[①] 没有哪种智谋比这种做法更可能成功地把一个健康的人变成确诊的病人，更能使舒适生活大受破坏，并且更能导致疑病症和忧郁症（melancholy）的了。

这位著名的作者将偶尔的消化不良归结为已被证实的直肠狭窄，并将痔疮的影响归结为瘘管，以及频繁而不明智地使用

---

① 甘汞，化学名称为氯化亚汞（$Hg_2Cl_2$），白色粉末或晶状物质，是汞（即水银）的一种氯化物。16世纪至20世纪初，汞及其化合物在医学中被广泛使用。首先是用氯化汞（汞的另一种毒性更强的氯化物）治疗梅毒，氯化汞能溶于水，极易被身体吸收，因而会产生更多的中毒反应，这在当时被认为是更有疗效的表现。汞还被加热为蒸汽，病人进行蒸汽浴，据说更有利于汞被吸收；同时，病人会大量流唾液，这也被视为成功排毒的迹象。此外，基于疾病源于体液不平衡的认知，西方传统医学治疗的目标在于使病人排便保持通畅，特别是在病人发热时，要将有害体液排出肠道，因此，甘汞作为强有效的通便剂，被广泛使用。到了19世纪，英语国家几乎每个内科医生的药箱都装有甘汞，或是以汞为活性成分制成的"蓝色药丸"。而当时的病人亦对甘汞的疗效表示信服。但事实上，用汞治疗所产生的所谓"疗效"只是重金属中毒的症状，包括抑郁、焦虑、病态胆怯、四肢震颤等，中毒的病人还要遭受牙齿脱落、颌骨败坏、面颊肿疮生疮、舌部溃疡等症状，因此，在当时亦有医生反对盲目或过度使用汞来治疗疾病，韩雅各就是其中之一。

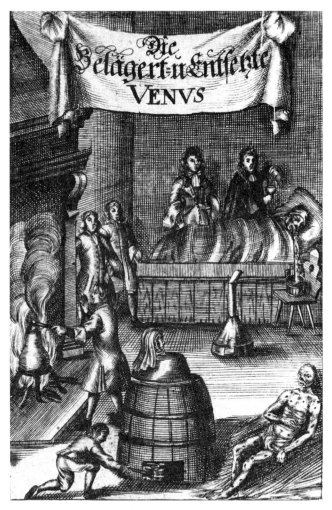

甘汞治疗梅毒（17世纪晚期）

甘汞来消除只是偶尔发生的健康紊乱。

J. 马丁爵士说：

有件事需要每个个体与社会都加以关注。在环境、气候或季节临时变化的情况下，或在某些流行病盛行期间，不论药物如何有效，都要适度服用，明智而审慎地掌控剂量。疾病的预防更多地要靠选择适当地点，避免白天和夜里受寒，谨慎饮食、谨慎着衣和谨慎锻炼，等等。简而言之，现在我们已充分理解，疾病的预防要靠这些众所周知的措施——避开使人染病的生活习惯，以及那些更为普遍的致病原因，而不是靠自我治疗的庸医骗术（self-quackery），即使用甘汞和其他水银制剂（preparations）消除他们所谓的胆汁质，正如许多人在英格兰和印度所做的那样。

我见过许多强健的人被这种愚蠢的习惯摧毁了。我还发现，在霍乱季节使用含盐的泻药，会使一些人丧命，还有一些人则陷入危险。

我这里必须讲一下在英格兰和印度另一个摧毁健康的根源（我总是注意到这一点），即长时间使用含有水银制剂的轻泻剂。病人经常从医生那里拿到轻泻药丸，包括某些蓝色药丸或甘汞。医生可能出于特殊原因或针对特殊情况才开了这种药，病人本应该吃几天或几周，但却经常持续几个月甚至几年服用。结果令人非常惋惜。

我见过一些人因此而焦躁不安，处于精神错乱边缘,伴有亚急性消化黏膜炎症以及口涎分泌过多,所有这些都是长时间无意识服用水银所导致的。一位驻地军官服用蓝色药丸和柯罗辛(colocynth)长达两年半,还有一位美国绅士在从马德拉斯(Madras)到美国再回到加尔各答(Calcutta)的航行中也这样吃,还吃吐根(ipecacuanha)。[①]无需赘述此二人的健康怎样被完全摧毁了。

帕里斯(Paris)医生告诉我们:

> 要我说实话的话,大部分的消化不良者向医生寻求建议,与其说是为了更好地调整和控制他们的饮食,不如说是寻求他们可以用来抵消放纵所带来的不良影响的方法。因此,那些"抗胆汁"疗法很受欢迎,这些疗法承诺可以消除他们的放纵行为所带来的疼痛,让这些不幸的受骗者玩火自焚。[②]

一般来说,在炎热季节中胆汁分泌过剩,因此胆汁性霍乱(或所谓的英国霍乱)更易流行。过多的胆汁刺激胃部和肠部,引起呕吐,物质以更快的速度通过肠管,伴随更严重的腹绞痛和应力(straining),简单说就是引起与大剂量刺激性泻药同样的

---

① 柯罗辛,又译为药西瓜、苦西瓜瓢,用作泻药;吐根,用作催吐剂和祛痰剂。马德拉斯,现称金奈,南印度东岸的一座城市;加尔各答,印度西孟加拉邦首府,位于印度东部恒河三角洲地区,殖民地时期为英属印度的首都。

② 原文为"fondle and play with vice as with a charmed serpent"(抚摸和玩弄邪恶,就像对待一条迷人的毒蛇),意为不节制生活而倚仗"抗胆汁"疗法,是极其冒险且最终使自己受害的行为。约翰·埃尔顿·帕里斯(John Ayrton Paris, 1785—1856),英国内科医生,作为留影盘(thaumatrope)的发明者而闻名,著有《医学化学原理》(*Elements of Medical Chemistry*, 1825)、《饮食论》(*A Treatise on Diet*, 1826)等。

反应。

减缓胆汁分泌过剩的最佳方式就是谨守饮食适度。特别是那些在夏天抵达炎热地区的人，更要少吃调味过多的菜肴，少喝啤酒和葡萄酒，也要尽可能使排汗过程变缓，但又不受抑制。你会发现，最紧密的联系以及最强烈的交感存在于排汗与胆汁分泌之间。

J. 马丁爵士说：

> 每一位观察者都会欣然承认，（排汗与胆汁分泌）这两种功能有规律地（且显然同等地）增强，起码会受到一种特殊因素的影响，那就是大气热（atmospheric heat），它贯穿于出生到死亡，存在于两极到赤道。由于排汗过程的状态是肉眼可见的，是胆汁状态的一个很好的指标，所以每一种控制或减缓汗液大量排放的预防措施，势必会对胆汁产生同样的效果，从而消除不适，更不要说由肝脏分泌过多引起的失调。据我所知，这一准则毫无例外，其普适性在任何情况下都不会偏离正轨。

从这一切中得到的实际教训是，要避免剧烈运动，这会增加排汗，从而增加胆汁分泌。在适合的地方使用蒲扇，是东方炎热天气里保持健康的最佳方式之一，因为蒲扇并非使空气变得凉爽，只是迅速改变接触身体的热粒子（hot particles），从而带来凉爽舒适的感觉。

Ⅱ. 胆汁分泌减少。就像炎热和奢靡的生活增加胆汁分泌一样，寒冷和节制的生活会减少胆汁分泌。但是炎热天气里，肝脏反应迟缓最常见的原因是，通过吃或喝刺激性的物质（比如腌菜、热咖喱、各种葡萄酒等）使肝脏过度兴奋。这样做会使肝脏在一段时间里被过度刺激。根据生理机能的一条不变定律，会发生一种反应，即肝脏几乎不会分泌一丁点儿胆汁。因此会产生一些可怕的疾病，需要强有力的治疗法来攻克。受寒，疏于运动，懒懒散散，大口喝冰冷的饮料，过度疲劳，湿度太大或瘴气（malaria）太多，忽视或不注意适当的排便，等等，都会导致胆汁分泌减少。

当生命力因为饮食过度或是长时间在炎热或不健康的气候中居住，而处于低迷状态、受到损害或是筋疲力尽时，肝脏血管就会堵塞。胆的分泌物在胆囊和胆管处积聚，从而导致局部阻塞以及变质胆汁积聚，肝脏变得肿大，继而会产生急性或慢性炎症及随之而来的一切严重后果。而当肝脏肿大和肝脏其他疾病出现时，就不会有健康的胆汁分泌出来。胆汁变得黏稠（要么就是腐化），沿着胆管艰难流动；消化变得不良，便秘或大便不规律，粪便苍白或呈黏土色，尿液浑浊发黑，冷却后有很多沉淀物。

病人感到嗜睡，没精神，满嘴都是难闻的味道，没胃口，临近夜里时经常发热，其他时候则是发冷，胃部和肝脏有种饱胀感与压痛感。病人有时也会感到头部刺痛，眉毛酸痛，面如土灰，皮肤发黄，眼睛暗沉。所有这些症状都可能出现，而病人仍可以继续日常工作，但是我要说，他的情况很糟糕，有必要对他施以精心而审慎的治疗，以恢复健康。

在讲到这种疾病时，柯普兰医生真诚地说，放血、使用水银、过多剂量以及过多用药等经验主义的、例行程序的做法，会使疾病恶化,体质受损。[①]

　　肝脏反应迟缓通常是逐渐发生的。但是,当肝脏在一段时间内被丰盛的热性食物以及大量的葡萄酒刺激后,通常会突然完全受到压制。由于受到各种各样丰盛食物的刺激,神经的影响力——或者说是彼此间相互作用的肝脏、胃和十二指肠的活力——看上去消耗殆尽,随之而来的反应就是毛细血管与胆管痉挛。这时,会出现烈性霍乱(pestilential cholera,或者称亚洲霍乱)的所有症状,突然病倒,很可能死亡。

　　去年夏秋间,上海出现过一些这样的病例,其中有两三个病人从英格兰乘邮轮刚抵达上海几天。在其他病例中,病人的反应更慢些,肝脏继续分泌胆汁,但却是以缓和的、不规律的方式进行着。本应该形成胆汁的物质没有从血液中完全分离出来,却继续在体内循环,导致发冷或寒战。

　　胆管或多或少也会发生痉挛,循环系统中也能找到胆汁微粒,从而产生黄疸。这种后果在上海的秋季,在外国人和中国人中都很常见。九、十月份日热夜凉,使胆汁分泌变得迟缓,胆器发生不规则的痉挛反应。因此,我们要多么小心啊,不仅要保持肝脏的平衡,还要保持所有消化器官的平衡,也要提防寒冷的夜晚和温度的变化。

　　Ⅲ. 变质胆汁的分泌。这既可能发生在肝脏活跃状态,也可能发生在肝脏反应迟缓状态。如果血液不纯净或是病态的,

─────────

　　① 　放血术或放血疗法在古希腊时代就已被使用,一直持续至19世纪。它符合体液理论,尤其是多血质理论,即认为发热、中风和头痛之类的疾病均源于血液过量的淤积。因此,外科医生或理发匠手术师对病人采取放血措施,去除淤积的血液,让身体恢复健康。常用的方法是用柳叶刀切开静脉,或是把医用水蛭放到皮肤受损之处,让水蛭吸食皮肤底下肿胀的坏血。

健康的胆汁就无法分泌出来；更多的胆汁可能在分泌时是健康的，而在胆囊或肝管里就变质了。

我在仁济医院对一些死于肝脏和肠部疾病的病人进行了尸检（post mortem examination），胆汁在颜色与浓度上都呈沥青状，而在另一些病人身上，胆汁是深绿色的，而且如此刺鼻，以至于把它涂在手背上时，会使皮肤像矿物酸或强效碘酊那样光亮。[①]

由此出发，会产生一种想法：这种胆汁会如何刺激（如果不是毁坏的话）纤弱的肠黏膜。在其他病例中，胆汁是水状的、苍白的、蛋白质的，在一些病例中呈绿褐色。现在，变质胆汁的每一种变型，都会产生不同的症状：从难以名状的不安感、轻度恶心、头痛、精神萎靡，到最为剧烈的呕吐、腹绞痛、霍乱和痢疾。

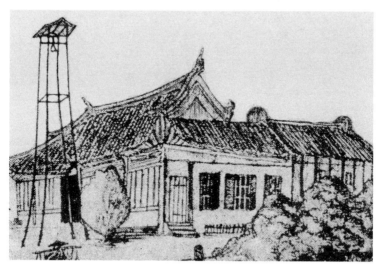

上海仁济医院早期图（约1865年）

---

① 原文为：It made the skin smart like mineral acid, or strong tincture of iodine.

谈到变质胆汁产生的症状时,约翰逊医生说[1]:

　　一次暴饮暴食后,食糜穿过幽门进入十二指肠,与饮食节制且规律的时候相比,此时的状态不适合乳糜化。因此,在肝脏分泌物增加以及随后休止活动的状态下,胆汁进入到肠内,质量变差,而数量过剩。

　　很难肯定地说这种变质是由什么造成的。变质严重时,分泌变得急促,颜色和气味都发生惊人的变质,可能呈现出介于深绿色与深黑色之间的各种色调。有时会产生令牙齿难受的酸性物质,更多时候会产生一种仿佛恨不得把胃和喉咙都腐蚀掉的刺激性物质,这种刺激物会通过呕吐而消失。当这种刺激物向下流动时,最恰当的说法莫过于沸腾的铅流过肠部的感觉。我多次见到这种情况,我的病人也多次用类似的话来表述他们自己的遭遇。

　　健康范围内的肝功能轻微失调状态(我们将此主要归因于气候影响)的显著症状如下:排便不规律,粪便颜色多种多样,恶臭或无味;身心萎靡,略感恶心,特别是在早晨刷牙时;舌根部有一层黄色舌苔;起床时有口气;胆汁被吸收,导致眼睛和脸色发青,尿液色深,排尿时有轻微刺激感;食欲受损,多半吃不下肥腻或油性食品;脾气暴躁,情绪低落;掉膘;睡不好。

　　　[1]　原文为"Dr. Johnston"(约翰斯顿医生),而非"Dr. Johnson"(约翰逊医生)。鉴于全书数次援引Dr. James Johnson,而没有出现过Dr. Johnston,推断此处原文有误。

这些都是胆汁分泌增加和不规则产生的结果，并且可能在不同程度上出现，取决于我们在避免众多原因——这些原因会对气候影响赋予更大的力量——上，是不太谨慎还是更为谨慎。

比如，如果我前一天做了比平时更多的运动，让自己暴露在阳光炙热之下，或是喝了刺激性饮品，那么胆汁就会增多并变质，第二天就会恶心、胃不舒服，或者腹泻，伴随肠部痉挛、抽搐。但是肝脏和肠部接下来会有点反应迟钝或迟缓，接下来的一天里，肠部可能始终饱胀，直到新鲜的胆汁再次流出。

尽管这些不规律可能持续很长一段时间，也不会带来太多不适——特别是如果这些不规律没有因为放纵行为而恶化的话——但是，我们对此绝不该轻视，因为这些不规律不可避免地（尽管没被察觉）为胆等消化器官的严重紊乱埋下后患，尤其是在炎热的气候中，除非我们用严格的节制行为与适当的预防措施来抵消这些不规律。

胆汁是一种非常精细的物质[1]，由细胞以高度组织化的状

---

① 贝采利乌斯（Berzelius）分析了人类胆汁，每1 000份中结果如下：

水，908.4；苦汁（picromel），80；蛋白（albumen），3；苏打，4.1；磷酸钙，0.1；普通盐，3.4；磷酸钠（phosphate of soda）和石灰，1。——原注

永斯·雅各布·贝采利乌斯（Jöns Jacob Berzelius, 1779—1848），瑞典化学家，现代化学奠基人之一，瑞典化学之父，现代化学命名体系的建立者，提出了"电化二元论"，接受并发展了原子论，首次使用"有机化学"、"催化"等概念，并首次制取了硅、钛、硒等元素。Picromel，词义不详，与该词较为相近的英语词为Picromerite，即软钾镁矾，是一种味苦带辣的化学物质，来自希腊语"苦"（pikros）和"部分"（meros），与矿物的苦味有关，故将picromel译为"苦汁"，待考。

态分泌，由血液中在相同条件下并不预先存在的物质形成。胆汁在本质上不同于那些从身体排出的分泌物，比如碳酸、尿液等。它更像高级类型的分泌物，这些分泌物被设计出来，在身体中发挥重要作用。

胆汁的主要作用似乎是：第一，帮助消化；第二，净化血液；第三，促进肠腺的分泌，并刺激肠排出肠内物质；第四，其高度的防腐力，可以防止肠内各种食物腐烂；第五，将食糜从酸性物质转化为碱性物质。胆汁在动物机体（animal economy）中的作用可以用两个词来概括：排泄和消化。

布隆德洛（Blondlot）、哈勒（Haller）、比德（Bidder）和施密特（Schmidt）对24小时内胆汁分泌量的估算有很大差异。健康个体的平均值似乎在10至20盎司之间。[1]

---

① 阿尔布雷希特·冯·哈勒（Albrecht von Haller, 1708—1777），瑞士生理学家、解剖学家、博物学家、诗人，被称为"近代生理学之父"，对人体神经系统和肌肉进行了重要研究，用十年时间撰写成八卷本《人体生理学原理》（*Elementa physiologiae corporis humani*, 1766—1775），在书中描述了人体所有已知的器官，并解释了很多器官的作用，第一个发现胆汁在消化系统中的作用。弗里德里希·海因里希·比德（Friedrich Heinrich Bidder, 1810—1894），德国生理学家、解剖学家，主要研究营养与胃的生理学。卡尔·施密特（Carl Schmidt, 1822—1894），德国化学家，主要研究代谢消化化学，胃液、胆汁和胰液等。比德与施密特二人于1852年写成《消化液新陈代谢》（*Die Verdauungssäfte und der Stoffwechsel*）一书，提出新陈代谢平衡表的概念，这个概念成为解释代谢现象的哲学基础达近百年之久。

# 九　睡眠
## *Sleep*

睡眠是一种感性、理性、意志以及有意识的活动都停顿的状态。睡觉的意图和目标是重获生命力，使疲惫的身体得到恢复。在醒了16或18小时之后，一种浑身倦怠和疲惫的感觉笼罩着我们，我们渴望安静，想要平躺。一旦入睡，我们就无法使用感官。首先是视觉随着眼睑闭合而停止，然后是味觉、嗅觉，接着是听觉，最后是触觉。四肢肌肉放松下来，然后是支撑头部和身体的肌肉。呼吸变得越来越慢、越来越沉，心跳也越来越平稳、越来越缓慢；消化发生改变，分泌物越来越少，组织蜕变越来越慢。一段时间后，所有的想法、想象甚至存在意识都会停止，个体进入了深度睡眠。

　　在人体内，向心力和离心力是平衡的，但二者也会根据年龄、性别、健康状况、气质体质（temperament constitution）、活动或休息、睡眠或清醒状态而交替占据上风。睡觉时，内脏活动缓慢，体内阻力变小，向心力占据上风，且吸收过程很快，因此我们发现在有害的空气中睡觉是危险的，感冒、寒战、弛张热（remittent）以及其他低烧都因此而起。①睡眠期间身体活力不足，身体所有的功能和运转都更加乏力，体温降低，因此，个体更

---

　　① 弛张热，体温升高达39℃以上，24小时内升降幅度达2～3℃，但最低点仍未降至正常；常见于结核病、败血症、恶性组织细胞病、伤寒等。

容易受外界影响。

　　很少有人睡不到6小时，也很少有人睡超过8小时，因此，我们一生中有四分之一到三分之一的时间在睡觉。有些人比其他人睡得多。精力充沛、干大事或做有意思的事儿的人，比懒惰和无精打采的人——他们很少做什么，或什么也不做——睡得少。

　　腓特烈大帝（Frederick the Great）①、伟大的拿破仑以及其他著名的将军和政治家，睡得很少，睡三四个小时，就足够他们应付艰苦的工作了。另一方面，有些人可以睡10到15个小时。在加勒角（Point de Galle）和苏伊士（Suez）之间航行的"孟加拉号"邮轮上，两位绅士给我留下了深刻印象。②两人住在同一个船舱里，看起来非常健康。天气很好，他们每天早上8点半吃早饭。到10点钟时，他们已经在甲板的安乐椅上睡着了。12点的钟声唤醒他们去吃午饭，吃好后，他们又回到船舱，一直睡到4点钟晚餐铃声响起。晚上，他们通常在甲板的安乐椅上睡觉，9点后又上床去睡了。

　　这两位绅士承认他们24小时内睡了大约18小时，但是这是他们的生活方式所导致的，他们完全可以睡六七个小时。为了永葆健康，我们在炎热气候下比在温暖气候下需要更多的睡眠。一般来说，如果我们在英格兰需要7小时睡眠，那么在中国

---

　　①　腓特烈大帝（Friedrich II, 1712—1786），即弗里德里希二世，后世尊称其为腓特烈大帝，著名军事家、政治家、作家和作曲家，欧洲开明专制和启蒙运动的代表人物之一，是霍亨索伦王朝第三位普鲁士国王，1740年至1786年在位；在位期间赞助和支持文化艺术，大规模发展军力、扩张领土，使普鲁士国力迅速提升，成为欧洲大国之一。
　　②　加勒，斯里兰卡西南部港口。苏伊士，埃及港口城市，位于苏伊士运河南端。

就要睡8小时。充分养精蓄锐，不受外界干扰，这样的休息对我们的健康和体质的影响比我们通常认为的要大。

不幸的是，当天气很热的时候，偶尔能睡个解乏的好觉，大多数情况下则不能。我们的主要目标应该是睡得凉爽，并彻底远离蚊子。正如我前面说过的，要想实现这一点，就要在藤床上面盖张毯子。如果可能的话，靠近朝南开着的窗户，但不要彻底通风，此其一；蚊帐大小合适，摆放得当，此其二。睡眠中出汗越少越好。要想在炎热的天气里获得充分而清爽的睡眠，就不要太晚吃晚餐，也不要喝太多葡萄酒。①

马丁爵士说，在孟加拉炎热的季节里，"必须要早睡早起，欧洲有钱人那种夜夜笙歌的放纵（nocturnal dissipation）很快就会切断我们在热带地区的生存之路。即使在最温和的气候中，大自然的秩序也决不会以有罪不罚的方式逆转。热带之地，必有损害。②休息时间不要晚于10点钟。天亮后，从床上开始享受早晨凉爽、芬芳、有益健康的空气"。

那些整夜睡不好的人有必要午睡一会儿。事实上，一两点钟吃了主餐后，睡半个小时，在炎热天气里可能会大有益处。

---

① 很多晚吃晚饭的人不仅睡不好，而且还会做噩梦。坚果、黄瓜、葡萄干、苹果、梨、板栗、酸葡萄酒以及容易使人胀气的食物都会引发噩梦。黑尔丹尼斯（Hildanus）说："谁想知道梦魇是什么？就让他睡前吃完坚果，痛饮浓酒吧。"（Qui scire cupit quid sit incubus? Is ante somnum comedat castaneas, et superbibat vinum fæculentum.）——原注

法布里修斯·黑尔丹尼斯（Fabricius Hildanus, 1560—1634），德国解剖学家、外科医生，被誉为德国外科学之父，著有多种外科书籍，其中以1606年《内外科观察》（Observations Medico-chirurgicae）最为著名。

② 原文为：Beneath the torrid zone it is certain destruction。

# 十　热情
## The Passions

医生与控制热情有什么关系呢？从各方面来说，关系都很大。威廉姆斯（Williams）医生说：

思想和物质结合得太紧密了，不能分开研究或区别对待。医学本身就是要思考并治疗整个人，包括身体、道德和智力。①

我不打算对热情这一主题进行细致的研究，但是我观察到精神治疗师们（metaphysicians）并没有在热情、情感（emotions）和感情（affections）之间做出细致区分。或者说，他们认为这些仅仅是大脑内相似变化的不同程度而已。比如说，从对理想事物的沉思中产生的愉悦的感觉就是一种感情；将这种产生感情的感觉扩大，就会上升为赞赏，并产生一种情感；这种情感扩展到更大范围，就变成了一种热情。

从医学的角度来看，热情分为兴奋、平静和压抑。愤怒、贪婪、骄傲、爱、欲望、野心、爱国、效仿、打赌和惊讶，都属于兴奋。希望、喜悦、赞赏、仁慈和崇拜，都属于平静。而恐惧、悲伤、害怕、妒忌（jealousy）、报复、嫉妒（envy）、怨恨、焦虑和仇恨，则属

--------

① 威廉姆斯医生可能指乔治·威廉姆斯（George Williams，1762—1834），英国内科医生、植物学家。

于压抑。热情的这些形式在程度上有所差异,诸如愤怒或暴怒这种更为强烈的热情,就像暴风雨中的海洋,但是这仅仅是头脑缺乏控制或训练不当造成的。

人们没有意识到由于不控制自己的热情而承受的巨大伤害。健康和体质在很大程度上受精神状况的影响。帕尔(Parr)医生说:

> 有时,强烈的热情会瞬间致命。其他热情则破坏体质,削弱各种功能,诱发消化不良、瘫痪、浮肿,并伴随着一系列虚弱的疾病。

冯·阿蒙(von Ammon)医生讲述了一个值得注意的案例[1],显示出身体分泌物是如何强烈地受到热情的影响的(即使是短暂的热情),又是如何在这种影响下变得有害而致命的,以及——如果这个使人情绪激动的原因继续存在的话(这种情况经常以各种方式发生)——如何进一步变质,功能如何紊乱,健康与体质如何被破坏和摧毁。

> 一个木匠和一个临时住在他家的士兵发生争吵,士兵拔刀袭击了木匠。木匠的妻子起初因害怕和恐惧而颤抖,然后突然愤怒地冲到两个打架的人中间,从士兵手中夺过刀,把它摔成碎片,扔掉了。骚乱中,几个邻居进来,把他们分开了。
>
> 在这种极度激动的状态下,这位母亲把正躺在摇

---

① 弗里德里希·奥古斯特·冯·阿蒙(Friedrich August von Ammon,1799—1861),德国外科医生、眼科医生,以眼科研究和治疗而闻名。

篮里玩耍的婴儿抱了出来——这个孩子身体非常健康,从没生过一次病——她给孩子哺乳,就这样决定了他的命运。几分钟后,孩子停止吮吸,变得焦躁不安,气喘吁吁,死死伏在母亲怀里。医生被叫来,发现孩子躺在摇篮里,好像睡着了,面容安详,但已回天乏术。他已经死了,无可挽回。

见多识广的医生都知道,哺乳期母亲的精神应该平和,小心约束并控制热情和脾气,切忌焦虑和害怕,切忌爆发愤怒和烦躁,保持愉悦,性情(disposition)乐天,这些对于健康乳汁的正常分泌是绝对必要的。一个健康的孩子喝了处于激动状态的乳母或母亲的乳汁后,就会立即抽搐,这种事并不罕见。

在这些事例中,乳汁产生了与麻醉性毒药一样的效果。母亲或乳母的各种热情会对孩子产生不同的影响,因此,愤怒发作时分泌的乳汁会产生刺激,引发腹绞痛,并产生绿色粪便。烦躁会使乳汁变成浆液状或水状,孩子会不安、失眠或易怒。悲伤或焦虑会减少乳汁分泌。恐惧或害怕会使乳汁像鸦片酊(laudanum)和氢氰酸(prussic acid)一样作用于孩子。[①]

简而言之,母亲的任何一种热情或情感,都或多或少地影响着孩子。受此影响的孩子只不过是一个虚弱的试验品,显示出母亲染病的程度;如果母亲染病,那么孩子会因同样的原因而染病,受到影响和伤害。

---

① 鸦片酊通常指含有鸦片的药物,最初由16世纪的炼金术士发明,18世纪时鸦片和鸦片酊的药用特性已广为人知。"鸦片酊"一词用来指任何一种鸦片与酒精的混合物,至19世纪更是成为缓解疼痛、止咳和安眠的一种普遍处方。由于鸦片酊具有上瘾性,今天在世界大多数地方都受到严格的管制。

没人能成为伟人，除非他有强烈的热情。然而，真正的伟大在于将所有热情完全掌控。英国、法国和美国之所以伟大，就因为人民有强烈的热情。但是英国最伟大，因为英国人民可以控制他们的热情。中国人没什么热情（除了那些自保而狡猾的与野兽为伍者），因此所有的事都是停滞不前的，且标准很低。一个有强烈热情的人可以完全控制自己的脾气——即使是在最艰难的情况下，即使受到最严重的挑衅。然而，这需要具备完美平衡且训练良好的头脑，还有坚强的意志。

疯子或傻子不配称为"人"，他们只做出一两次微弱的反抗，就任凭热情占据上风，这些热情太过强烈，无法征服。这样的人永远不知道什么是幸福，他管不好自己，不是自己的主人，而是感官的奴隶，被热情所消遣，像波涛汹涌的大海那样荡来荡去。我恳请每一位无法控制自己热情的人注意这一论断的真实性，也恳请他们注意那些已经过世的人的经历。

我只从诸多著名人物中挑一个来说，那就是拜伦勋爵（Lord Byron）。[①]他完全受控于自己的热情，在舆论的猛烈抨击下，卑躬屈膝，苦苦支撑。有时，他全然蔑视人们对他的评价；而在心情更好、更清醒的时候，他坦承："最卑鄙的批评家的非难所带给我的痛苦，比其他所有人带给我的喝彩更多。"

这与路德（Luther）或保禄（Paul）形成鲜明对比，路德和保禄向他们的敌人宣称："对我来说，你们对我的评价，或者别人

---

① 拜伦勋爵，即乔治·戈登·拜伦（George Gordon Byron, 1788—1824），英国浪漫主义诗人，世袭男爵，为拜伦第六世勋爵。拜伦于1807年开始创作诗歌，他的诗歌所表达的思想和政治立场与英国政坛截然相反，因此遭到上流社会和政客的攻击与谩骂。拜伦被迫于1816年离开英国，辗转比利时、瑞士、意大利等国，最后病逝于希腊军队中。

对我的评价，只是小事一桩。""我是一个自由的人，真理使我自由；除此以外，皆为奴隶。"此为证。①

只有当每一种热情都被征服，并且完全被意志所控制时，才有真正的幸福。但是即使这样，也还不够，还需要一个步骤来获得真正和永久的满足，那就是把意志本身完全交给我们的造物主，而后这种真实而永久的幸福，众人皆可拥有。

里德（Reid）医生关于心情（humour）好坏的言论颇值得关注。②

> 对一个人自己来说，没有什么比好心情更舒服的了；对别人来说，也没有什么比好心情更惬意的了。好心情之于心灵，犹如健康之于身体，使一个人能够享受生活中一切美好的事物，并能不受阻碍地运用每一种能力。好心情会使我们满足于命运，对所有人都仁慈，同情受苦者。好心情以最有利的光线呈现每一样事物，使我们避免冒犯他人，也避免动怒。
>
> 这种快乐的性情似乎是因良知（good conscience）而自然产生的结果，是一种坚定的信念，认为世界处于明智与仁慈的掌控之中。当这种快乐的性情由此

---

① 马丁·路德（Martin Luther，1483—1546），德国人，16世纪宗教改革运动发起人，基督教新教的创立者；他在神学上强调因信称义，宣称人们能直接读《圣经》获得神启；提倡用民族语言举行宗教仪式，将《圣经》翻译成德文，以《圣经》的权威对抗教皇权威。圣保禄（St. Paul，5—67），又名圣保罗、使徒保罗，最具影响力的早期基督教传教士之一，也是第一代基督徒的领导者之一；保禄拥有犹太血统，一开始是基督教的坚定反对者，据说有一次他在前往大马士革的旅途中，遇到耶稣显灵，从此皈依基督；公元1世纪初，他在地中海各地进行基督教传教活动，受到罗马皇帝迫害，多次入狱，最后被处死；后来梵蒂冈天主教廷将其封圣。

② 里德可能是指亚历山大·里德（Alexander Reid，约1586—1643），英格兰查理一世（Charles I，1600—1649）的皇家医生。

萌发时,就是一种习惯性的虔诚情绪(sentiment)。

这种性情的唯一危险之处,似乎是它可能退化为轻浮,使人的头脑不愿保持适当的谨慎,不愿关注我们的行为日后产生的后果。

有一种性情恰好与好心情相反,就是所谓的坏心情,二者直接对立,因此,坏心情的影响是有害的,而好心情的影响是有益的。坏心情本身就足以使人不快乐。它给每样事物染上自己的黯淡色彩,而且就像被磨损的部位,任何东西碰到它都会疼。它本无意冒犯,却会引起不满、妒忌、嫉妒与普遍意义上的恶意。

我会小心地警告每一个人,尤其是那些初来乍到者,不要产生这种很常见但却很荒谬的想法,即"热带地区有一种特殊的东西,比温带地区更能激发某些热情"。令人惊讶的是,这种错误的信念似乎遍及各色人等。这些感官享受的倡导者们坚持认为,在东方"有一种及时享乐的态度"(a promptitude and a bias to pleasure),以及对严肃思想与深刻反思的疏离。他们说:

> 天空的光辉与大气的美丽凑在一起,给这些太阳的子民(the children of the sun)以胆量,来抵制哲学及其僵化信条,不准他们践行这些教条。①

现在,我要用约翰逊医生(他在印度也发现了这种情绪)的话来提问:

---

① 此处意为中国、印度等东方国家炎热的气候容易使生活在这里的人们抛弃理性,沉溺享乐。

> 如果在炎热的气候中更要享乐，那么为何追求或实践享乐的能力却减少了呢？这是每个放纵者都知道的事实。

这些热情在热带及其周围地区并没有增加。没有一个了解人类体质的人，也没有一个观察过气候对人类体质影响的人，会这样说。相反，这种所谓的"对享乐的偏爱"，在纯净、容易适应、令人振奋的空气中，比在潮湿、炎热、压抑与不纯的空气（差不多所有的热带气候都是这样）中，更为凸显。

在东方有两种人，我恰巧知道他们的一些事儿。在健康、力量与幸福方面，严格讲道德的人会与其对立者形成最鲜明的对比。我见过许多人受到肆无忌惮的热情的驱使，从而备受痛苦，他们的健康、幸福和生命被摧毁了。我要说的是，我从未见过一个人因保持自己的纯洁而受苦。情况是这样的：在东方，本土许多有益的社会约束及其令人愉快的影响消失不见了；道德和宗教原则更加松弛，年轻人与那些过着不道德生活的人为伍，这些人发现自己被习惯束缚在邪恶的枷锁中，他们唯一的幸福似乎就是让每个人都喜欢自己。

詹姆斯·马丁爵士对在印度的欧洲人的论述，同样适用于在中国的欧洲人。

> 宗教和道德约束的消失，堕落的诱惑，手段的便利，"榜样"的驱使，才是享乐的真正原因。至于热带地区放荡行为所产生的后果——读者可以放心，这些人会发现（也许为时已晚）——比在欧洲更危险、更具破坏性。

所谓的"倾向"（propensity）之本质已经解释过了。主要原因既不在于空气中，也不在于"天空的光辉"中，而是存在于他自己的心中，因此，他没有理由任其肆无忌惮地生长蔓延。

单调的生活，炎热气候下的无精打采（这太显眼了），再加上婚姻的种种障碍，往往会导致邪恶与不道德的行为。这些行为迅速侵蚀年少时所奠定的原则之基，并产生一系列后果，即使不会给以后的人生带来痛苦，也少不了带来难堪。在这里，品味一些更高雅、更优雅的文学作品，会是一种驱散无聊——心灵与身体的蛀虫——的无价收获。①

---

① 就其本身而言，品味高雅且优雅的文学作品是极好的。但是在大多数情况下，这只是一种手段，最终会被证明无法实现终极目标。跟一个具有强烈热情的人谈论高雅的文学作品与崇高的心理素质理论，或者像精致却含糊其辞的专题研究那样谈论美德的效用，谈论崇高而和谐的自然体系，甚至谈论违犯道德与社会之法则（这些法则将人与社会联系起来）所产生的危害，有什么用呢？热情一旦变得强烈，就会迅速行动，阻止理性的运用。理性（或者说思考力）如果运转太慢，就无法有效地抑制热情。在这里，良知是唯一的自我防护能力，会如本能那般快速、有力、精准地做出反应。良知是一种与生俱来的能力，由年少时的习惯和榜样所塑造并改变。如果良知没有被频繁的犯罪行为压制或削弱的话，就会构成人类生命中神圣意志（the divine will）的一个指标，也是唯一能有效抵抗热情的能力，因为它能像热情一样快速做出反应。

但这里有一个非常重要的因素要考虑。正如敏锐的思考力和洞察力可以通过锻炼和习惯而得到加强、变得成熟一样，热情也通过放纵和习惯而获得力量。经过一段时间的越轨行为后，最初忠诚的良知也会逐渐削弱，消失殆尽。我们永远不会因为道德上的一次软弱而突然崩溃，热情或诱惑的力量无法使我们风雨飘摇，亦无法使我们岿然不动。罪恶的影响是渐进的，每一次偏离正道，都会削弱良知，使我们愈发无助，意志受到蛊惑，无法抗拒。欺诈、放纵或放荡的过程就是如此，每一次再犯都会使得破除魔咒变得更加困难，直到最后这个可怜的人被一种邪恶的精神力量统治着，这种力量占据了他整个生命，对他具有一种不可抵抗的（或者更确切地说是一种无法抗拒的）优势或统治权。

但是，有一个背离点或分歧点，两条路径在此相遇，抑或说两条路径在此开始。当热情或快乐诱惑你时，当良知迅速介入，并敦促你要克制时，就是一个平衡的瞬间。当一个人的事业开始之时，不论是好是坏，不论幸福或不幸，十有八九都会遭遇这一瞬间。如果没有死亡，我们可能会一目了然地看到这两条道路各（转下页）

公共道德与私人道德对人群健康和福祉的影响力巨大，人

（接上页）自终结，美德与邪恶分别臻于极致。我们可能会看到世界分为两种道德界域，在这里，数百年来形成的性格和习惯被永久地固定下来：第一种是由正义者组成的社会，他们经历了长时间的规训、自我否定与道德修正，现在牢牢掌握了所有的善；第二种是由邪恶者或堕落者组成的社会，这类人一开始就无视良知，屈从于罪恶，放纵自己的恶念，越陷越深，直至罪孽深重，他们的热情再也无法被控制或消灭。我们还可能会看到，和平、信心和爱，以及满足和幸福，在正义者中占据统治地位。与这些形成对比的是痛苦、倾轧、不公、深恶痛绝、相互蔑视、激烈冲突以及狂欢作乐，其间伴随着令人懊悔的疲惫与日益增长的绝望，在这里，不公者"依旧不公"，肮脏者"依旧肮脏"。然而，死亡最有效地中断了我们对这一结果的观察，或者说阻断了这两条路径通向终点。虽然这个终点并非经验问题，亦非肉眼可见，但是在所有问题中，却是最有可能被预见的。事实上，理性会对这个终点做出宣判：有朝一日，各人会依其品行得到公正的陟罚臧否。

因此，我从一个相对较低的视野简要地讨论了这个至关重要的问题，也就是说，我只谈了人的理性与良知。但是有一道光照耀着这些问题，绝对可称之为"神启"（Divine Revelation），它蕴含的方向足以指导并引导人们完成人世间的朝圣之旅，并使其在日后的生活中感到振奋、活力四射。如果有人怀疑这个启示的神圣原则，我会坚持指出，这一原则的证据（evidence）势不可当，每种根据（foundation）都经过严格的调查，并受到敌友双方最彻底的审视。这些根据被调查得越多，证据就越有力，可以证明这些根据就是它们所宣称的那样。那些诚实地调查过这些证据的最伟大的人、最敏锐且最强大的智者，宣称他们完全相信《圣经》（the Book）是神圣的。于是，人们手中就有了一份目录（或者说图表）来指引人生旅途。他会发现奥秘如此深刻，光辉如此灿烂，以至于人类的想象力难以企及。但他也会发现真理如此简单，前景如此光明，以至于"过路人"（wayfaring man）也能够完全理解。在这里，他会找到一般性的原则，即使天资平庸，这些原则也会对他的生活与工作予以巨细无遗的指导。他也会找到特定性原则及其详细说明，这些可以在特定情况下给他指引。

在这里，他会找到最崇高的、最神圣的、最有约束力的动机，找到合适的、取之不尽用之不竭的鼓励和安慰之泉，充分确保他从中获得足够的力量，并保证他日后获得回报。当无人安慰时，《圣经》会令其心中充满喜悦；当无人问询时，会为其指引道路；当众叛亲离时，会紧握其手；每次遇到危急，都会告诉他如何行动；每次陷入危险，都会予其安全感；在选择同伴时，会予其好建议。它会教导他"利用世界，而不是滥用世界"，警告他不要顺从自己的思想，劝诫他"通过更新思想来改变自己"。在他与世界的所有交往中，它会以庄重、坚定、善良和谦卑的态度来指引他、鼓舞他，教导他去爱护并尊重好人，去怜悯并劝诫坏人，对所有人保持耐心。它会告诉他，不要阿谀奉承，不必诚惶诚恐。在工作或职业问题上，不论是哪方面，它都会劝诫他勤勉、谨慎、正直、诚实，以热情的精神侍奉主（the Lord）。在社会与公共责任问题上，作为社会的一员和教会的一员，它将给予他全面的指导，即有关他对造物主和同胞的义务，他与造物主和同胞的关系等所有信息。最重要的是，它通过他人的功德宣告他获得完全而自由的救赎，宣告"耶稣基督的血洗净了一切的罪"，"凡来者，必不被赶出去"，"凡愿意者，都可以自由饮用生命之水；可靠而永恒的遗产已为他留存——不是用手建造的房屋，而是永驻天堂（a house not made with hands eternal in the heavens）"。——原注

们却很少想到。仔细察看任何一种病因学统计表，就可以轻易证实这一点。而且，众所周知，精神异化（mental alienation）不存在精确的统计回归，因此无法提供因放荡、习惯性恶习以及任由精神和肉体持续犯罪而产生的大量病例。

仔细研读埃斯基罗尔（Esquirol）关于他那个时代法国道德标准的著作，你就会对公共道德和私人道德对国家和人群健康的影响是好是坏提出疑问。[1]这位杰出的作家宣称，他可以从不同时期盛行的精神错乱和其他疾病的特点的角度，来写一部法国大革命史。当时法国低下的道德水平所造成的精神失调，比这个国家所有的政治动乱和动荡所造成的还要多。

滥用烈酒，是损害健康、产生虚弱的第二个重要原因。无论适当饮用葡萄酒、白兰地或是啤酒是多么有益，过量饮用却是可耻的、有害的。我现在还没想好如何来说明这种热情与人体结构之间有何种联系，但我相信从中可以找到一条线索，来形成某种预防措施。

现在的问题是，热情如何影响了健康和体质？我援引伦敦大学学院（University College London）医学教授沃尔什（Walshe）医生的话来回答这个问题。[2]在谈到屈服于这种罪恶的后果时，他说：

---

① 让-艾蒂安·多米尼克·埃斯基罗尔（Jean-étienne Dominique Esquirol，1772—1840），法国精神病学家，创立现代临床精神病学的巴黎学派的成员之一，师从"现代精神病学之父"皮内尔（Philippe Pinel，1745—1826）。埃斯基罗尔倾向于探究精神病的心理原因，认为精神疾病的起源可以在灵魂的热情中找到，并将疯狂视为国家和制度的问题。

② 伦敦大学学院创立于1826年，从1834年开始开设医学课程。沃尔特·海尔·沃尔什（Walter Hayle Walshe，1812—1892），爱尔兰医生，1841年成为伦敦大学学院病理解剖学教授，主要研究心肺疾病，在显微镜下观察到恶性细胞，1846年出版了大量关于癌症的性质和治疗的书籍，是癌症研究的先驱。

饮酒习惯会使喝酒的人产生急性或慢性酒精中毒，这是身体、智力、道德和情感上一种特殊类型的疾病与退化。它给家族带来贫穷、困苦和犯罪，使后代容易得各种疯癫类脑病，先天性或后天性痴呆，性情残暴，生殖力虚弱。它在破坏祖国的生命源泉。马格努斯·胡斯（Magnus Huss）曾表示，现在的瑞典人因为滥用酒精，在体力和身材上都逊于其祖先。①

有时有人问我，为什么人生来就有这些强烈而难以控制，又很容易使人误入歧途的热情？我说，这个问题无非暗示了另一个问题：为什么人被造成人，而不是被造成天使？我可以理解为什么木匠这里造木舟那里造轮船，因为我的思考力与木匠相当。但是，要理解为什么人类的造物主造了人，我就必须有全知全能的本领与天资才行。换句话说，我的思考力和天资必须与人类造物主的思考力和天资相媲美，然后我才会知道为什么人会这样被创造，而不是那样。

造物主所做的一切都是美好而明智的，不论他要求人类做什么，他都会给人类力量去做，我们懂得这些不就足矣了吗？造物主说，你必须控制热情，但是要仰望我，倚靠我；你的日子怎样，你的力量也必怎样。②

---

① 马格努斯·胡斯（Magnus Huss, 1807—1890），瑞典医生，1849年创造了"alcoholism"（酗酒）一词用来描述酒精所造成的人体不良反应，并指出酗酒是一种慢性、复发性的疾病。

② 原文为：As thy day is, so shall thy strength be.

# 总论
## General Remarks

科学多种多样,可以分为两大类,即精确的科学和不精确的科学。

所有精确的科学都有一个原始事实或原始法则(a primitive fact or law),它可以用来解释各种各样的现象。即使这些现象存在差异,也能达到完美和谐,所有的演绎都是无可置疑的、精确的。所有的物理科学都具备的原始事实就是所谓的万有引力定律。天文学、航海学、化学等都属于精确的科学。

不精确的科学没有原始事实或原始法则,它们只是一组组的现象,可能受到(也可能不受)某一特定法则的支配。医学和农学属于不精确的科学,也就是说,它们在某一个时期会明显产生同样的效果,而在另一个时期则不会。在农业中,无论一个人多么熟练地耕种土壤,也不能保证每次都获得一样的收成。此外,在农业与医学实践中,有很多情况是我们无法控制的,很容易打坏(或暴露出)我们的如意算盘<sup>①</sup>,即使我们已经考虑到一切可能性,谨慎行事,想方设法获得成功,结果也还是如此。

自从希波克拉底时代以来,医学家们的伟大目标一直是(现在仍然是)使医学成为一门精确的科学。在过去两百年间,医学已经取得了巨大进步,特别是近年来,生理学、病理学、组织

---

① 原文为: liable to destroy or to shew the fallacy of our best calculations。

学、病因学以及治疗法等方面都取得了巨大进展。即便如此，医学仍没有原始事实，能使其成为一门精确的科学，它目前的状态仍处于显著进步中。

最近，施旺（Schwann）、施莱登（Schleiden）、米勒（Müller）和布朗-塞夸尔（Brown-Séquard）通过广泛、出色而准确的总结归纳[①]，给我们的科学带来一片光明，由此判断，医学科学变得精确的时代很快就会到来。

我们有必要记住，在牛顿时代之前，物理科学和现在的医学处于同样的状态；在拉瓦锡时代之前，化学并不是一门精确的科学。但是科学在进步，事实不断累积，直到某个牛顿或某个拉瓦锡发现原始事实。医学方面也是如此，总有一天，会有一个人发现终极事实，从而使现在尚不完善的医学科学归于完美又精确的科学之列。医学尚未做到这一点，不要感到稀奇。

----

① 　泰奥多尔·施旺（Theodor Schwann, 1810—1882），德国生理学家，细胞学说的奠基者之一，发现了末梢神经系统中的施旺氏细胞、胃蛋白酶、酵母菌有机属性等，创造了术语"新陈代谢"（metabolism）一词；他于1839年出版的《关于动植物的结构和生长一致性的显微研究》（*Microscopic Investigations on the Similarity of Structure and Growth of Animals and Plants*）被认为是其最有影响力的著作，书中第一次系统地阐述了现代生物学最为重要的观点之一，即动物和植物都是由细胞构成的，普遍认为这一观点乃受到施莱登的启发。马西斯·雅各布·施莱登（Matthias Jakob Schleiden, 1804—1881），德国植物学家，细胞学说的另一奠基者，1838年发表了《植物发生论》（Contributions to Our Knowledge of Phytogenesis）一文，认为在任何植物中，细胞是结构的基本成分；施旺将此概念推展到动物界，二人最终共同奠定了细胞学说的基础。约翰内斯·比德·米勒（Johannes Peter Müller, 1801—1858），德国生理学家、解剖学家，著有《人类生理学手册》（*Elements of Physiology*, 1833—1840），概括了系统实验研究的发展过程，也囊括了生理学、比较解剖学和病理学的许多基本观念与结论；他还多年担任《解剖与生理学汇刊》（*Archiv für Anatomie und Physiologie*）的主编，这份刊物也被称为"米勒汇刊"，在很长时间内其影响一直居同类刊物之首；米勒的贡献还在于对施旺在内的众多学生产生了深远影响，他们共同勾画出德国现代医学的主线。查尔斯·布朗-塞夸尔（Charles Edward Brown-Séquard, 1817—1894），生理学家、神经学家，生于毛里求斯，先后于英国、美国、法国工作，主要从事脊髓和激素的研究；他于1856年实施了肾上腺切除，证明这能引起动物的死亡。

131

在各种科学中，医学是最包罗万象和最复杂的科学之一，用威廉姆斯医生的话来说：

> 医学的成就乃自每一种知识分支中汲取而来。人体展示出一种如此完美的机械构造，以至于最老练的机械哲学家（mechanical philosopher）都可以从中获得学问。它就像一个千变万化的实验室，化学过程如此微妙，以至于最专业的化学家的本领都望尘莫及。
>
> 但是，医学生的知识必定超越机械哲学家和化学哲学家。他必须研究那些至关重要的特性，而机械哲学家和化学哲学家们不会告诉他有关这些特性的事。他必须熟悉生命物质运转的特征，熟悉动物的产生、营养、生长、分泌、运动和感知等特征，以及衰退与死亡等过程中的变化特征。
>
> 除了更基础性的研究之外，他还要进行一项复杂的、自己独有的研究：思考患病的身体，借助自然界的三个王国（three kingdoms of nature）以及每一门艺术、每一门科学，以此为媒介和手段来消除和控制扰乱身体健康的东西。①

---

① 医学是一门科学，它"把人视为精神和物质的复合体，以此作为其研究对象；把源自动物、植物和矿物王国的无数种物质作为其研究工具"。出自《帕西瓦尔医学伦理学》（*Percival's Medical Ethics*）。——原注

托马斯·帕西瓦尔（Thomas Percival, 1740—1804），英国内科医生、健康改革家、伦理学家和作家，1794年他为曼彻斯特医院起草了《医院及医疗慈善团体职业行为关系方略》，后来修订成《医学伦理学》（*Medical Ethics*）于1803年出版，这被视为现代第一部医学伦理学著作，对后来英美的医学伦理学产生了重大影响。自然界的三个王国，即动物界、植物界和矿物界，这是18世纪由瑞典生物学家林奈（Carl von Linné, 1707—1778）奠定的分类法。现在自然界被划分为五个王国，即原核生物界、原生生物界、菌物界、植物界和动物界。

然而，我坚持认为，以医学知识的广度、深度与多样性而言，医学作为一种职业，与法律或军事这类职业一样（即使不是更加）具有确定性。法律职业具有不确定性，这一点已声名狼藉，但去看看美国、中国、日本甚或波兰吧，你就会相信军事职业是具有确定性的。从人性的角度来说，法律和军事是永远不会完美或精确的，但我们有充分的理由相信医学会做到完美和精确。

　　但实际上，在目前的情况下，我们可以倚仗的一个伟大而真实的原则就是，在医学实践中，有正道亦有歧途——正道就是好的、有用的、有益的，应采纳；歧途就是无用的、坏的、有害的，应避免。因此，很容易注意到，对于一个医生来说，有清晰的判断力、良好的感知力、公正的心态和强大的观察力，是多么重要。

　　洛克（Locke）对此深有感触，因为他说：

　　　　好好观察疾病在各种环境与变化中的历史，是一项需要时间、准确性、注意力和判断力的工作。如果人们先入为主、懒散怠倦或是出现失误，一贯正确无虞的大自然和事实就会让他们确信自己犯了错。[①]

　　很少有人意识到，真实、简单、准确的观察并非易事，精确

---

　　① 洛克可能指约翰·洛克（John Locke, 1632—1704），英国哲学家、医生，被认为是最有影响力的启蒙思想家之一，"自由主义"之父，他的学说极大影响了认识论和政治哲学的发展。他曾在牛津学医，是辉格党领袖沙夫茨伯里伯爵一世（1st Earl of Shaftesbury, 1621—1683）的私人医生，后在伦敦接受知名医生托马斯·西德纳姆的指导继续研读医学，西德纳姆对洛克的自然哲学概念产生过极大影响。西德纳姆（Thomas Sydenham, 1624—1689），英国内科医生，著有《医学观察》（*Observations of Medicine*, 1676），该书在两个世纪时间里成为医学标准教科书，西德纳姆也被称为"英国的希波克拉底"、"英国医学之父"。

的观察似乎是偶尔为之，而不是常有之事。布封（Buffon）说：

> 在这众多而繁复的事物中能够静下心来去研究
> 大自然，并且认为自己有能力弄明白，并对它们进行
> 比较，就必须具有一种天才的力量，一种勇敢的精神，
> 而且要怀有一种兴趣去喜爱它们，这种兴趣要大于只
> 关注一些个别事物的兴趣才行。我们可以说，对研究
> 大自然的热爱在思想上要具有两种似乎相互对立的
> 精神，即一眼看尽所有事物的伟大天才的宏观观念，
> 和只关注一点的勤奋本能的细致入微。[1]

公正而准确的观察对于成功治疗和预防疾病而言，都是必不可少的。在对任何地方的气候及其对某些体质与各种疾病产生的影响形成看法时，诚实、准确和耐心观察是尤为必要的。[2]

有关中国的气候几乎没有任何记载，尽管在过去18年或20年里，外国人频繁造访上海，但除了"气候恶劣"或"非常平坦的地区"，或是说些含糊不清的话之外，他们对上海的气候问题只字不提。尽管许多住在这个港口的医生声称在治疗疾病，

---

① 引文出自布封《论研究与论述自然史的方法》，引自布封著，陈筱卿译：《自然史》，南京：译林出版社，2018年，第1页。乔治斯－路易·勒克莱尔·布封（Georges-Louis Leclerc Buffon，1707—1788），法国博物学家、数学家、百科全书家，1739年开始担任皇家花园主任，毕生经营皇家花园，并用40年时间写成36卷巨册《自然史》（*Histoire Naturelle*）；他倡导生物转变论，指出物种因环境、气候、营养的影响而变异，对达尔文的进化论和现代科学产生巨大影响。

② 事实上，只有少数人能够进行这样的观察。比如，住在中国沿海最繁忙的港口之一的某个医生，最近被问及这个港口是否适合病人居住（这个病人得的是众所周知的疾病），他写道："见到你之后……我咨询了我的同行，我们赞同这里或许病情有利的说法，但我们不建议你住在这里。"而住在伦敦的医生如果被迫对同一港口发表意见的话，由于他对该地的气候一无所知，也不会建议他住在那里。——原注

但他们没有采取任何措施来预防疾病，而后者是两者中更为重要的。

在这里，我将插入一篇有关气候的论文摘录，该文刊于《皇家亚洲文会北华支会会刊》，对于当下的许多人来说，这可能既有趣又有用。[1]两个城市，即使处于同一纬度和同一海拔高度，气候也可能截然相反。我热切希望每个到访新地区的人都知道"应该观察什么"，以便对该地区有益健康抑或有害健康做出判断。[2]

关于什么是好气候什么是坏气候这个问题，有很大分歧。我认为，这主要是由于忽视了上述规则，但部分原因还在于这个问题如此宽泛，对它的看法却太过狭隘，或许部分原因还在于个体经验，因为在同样的气候中，有人会死去，有人却会被治愈。

比如，有个人除了对赤道与两极之间某一特定地点的气候有所认知之外，其余一无所知。还有个人把关注点全部放在海平面以上的某一特定高度上。第三个人认为，气候只受当地海拔和纬度的影响。第四个人在形成自己的观点时，只看精心制作的标有温度、湿度与气压的表格。而第五个人则声称汉口对

---

[1] 马尔特-布伦(Malte-Brun)说："物理气候包含地球上任一特定区域的冷热程度、干旱和潮湿程度以及有益健康的程度。"胡珀(Hooper)说："气候是大气的主要组成部分，与某一地区特有的热量、风和湿度有关。"——原注

康拉德·马尔特-布伦(Conrad Malte-Brun，1775—1826)，法国丹麦裔地理学家、记者，最早绘制中国地图的西方地理学家之一，著有《世界地理》(Précis de Géographie Universelle ou Description de toutes les parties du monde, 1810—1829)等。

[2] 韩雅各医学博士：《改变气候的物理因素简论》(Notes on Some of the Physical Causes Which Modify Climate)，宣读于亚洲文会北华支会，1861年5月21日，第12篇文章。——原注

由于1861年11月《皇家亚洲文会北华支会会刊》停刊，该文实际刊于复刊后的第一期即1864年12月。同期刊登的还有韩雅各另一篇论文《华人的医学与医术》(The Medicine and Medical Practice of the Chinese)。

健康非常有害,因为河水溢出了堤岸,城市街道被水淹没。

恕我直言,对于一个如此宽泛的问题来说,这些观点都太过狭隘了。这个问题建立在物理科学的原理之上,这些原理就像气候本身那样微妙和精密。我认为,用太过宽泛的观点来看待物理气候,或是其对不同体质和气质的个体的影响,是不可能的。

许多人认为,人类的身体比任何其他动物(或许猪除外)都更能抵抗气候的有害影响。如果通盘考虑的话,我确信这种观点是错的。詹姆斯·约翰逊医生在这方面经验丰富,他说:

> 很明显,与其他动物相比,大自然并没有更有力地帮助人类抵抗气候的不良影响,因此,我们不应该像很多人那样盲目相信体质会自发地帮助我们对抗这些不良影响。相反,我们应该求助于那些人为的预防与改善手段,这些手段是由理性支配、由经验证实的。简而言之,我们应该好好研究气候,并迎合我们居住之地的天气秉性。

在像北中国如此之大的地表区域,不同地方的气候肯定是多种多样的。英格兰一位著名的权威人士就德文郡(Devonshire)和康沃尔郡(Cornwall)的气候问题撰文指出①,这两个郡的气候不仅不同于英格兰的任何其他地区,而且这两个郡不同地区之间的气候也大相径庭。

在一个涵盖了整个宜居地球十五分之一的疆域里,气候究

---

① 德文郡与康沃尔郡,皆位于英格兰西南部。

竟会在多大程度上有所不同呢？当然，这样一个深深影响人的健康，进而影响人的幸福的问题，需要我们尽可能给予万分关注和最仔细的调查。

接下来，我非常简要地说明我所认为的改变气候的一些主要物理因素。经过深思熟虑后，我认为，在中国，简直可以说多样性的气候适合各种病人，不论他们得了什么疾病，不论同一疾病的病程进展如何（欧洲人对这些疾病及其病程很熟悉），只要在中国精心选好地点即可。

制定某些原则很容易，这些原则也许部分建立在经验基础上，部分建立在理论基础上。借助这些原则，我们大体上可以判定气候的性质及其对不同个体的特殊影响。但是不经过大量调查，就很难准确地判定这种影响，因为这种影响的细微差异可以（以令人惊讶的程度）使我们用以观察的仪器产生变量。

除了一些主要因素——比如太阳直射光、受热、反射热和辐射热、风流、雨流，等等——之外（细心的观察者是不会忽略这些影响的），还有不断变化的条件，这些条件会使我们使用的仪器产生显著差异与修正，因此我们必须细心观察。

比如，两个温度计放在彼此相距500英码的地方①，可能会在几天内显示出6度或8度的温差，这仅仅是因为其中一个温度计靠近地表或处于遮蔽状态，而另一个温度计则在高处且暴露在风流或雨流之中。在这种情况下，如果只使用一种仪器，对该地区的认识可能就会非常不准确。这表明有必要多面观察，并

---

① 1英码相当于0.914 4米，500英码约为457.2米。

细心观察所有变量的影响。[①]

在评估物理气候时,我们应注意的主要细节如下:

温度,湿度,土壤的地质性质,排水与耕作,毗邻海洋与河流,整体海拔与局部海拔,山脉位置,盛行风,整体朝向与局部朝向,树木与植被。

除此之外,如果我们想达到某种精确性,还必须观察许多其他要点,比如大气的垂直压力、电、空气的纯度和透明度、水的质量、臭氧[②],人们的道德状况以及他们的智力程度、外貌,等等,他们当中是否有许多年长者,以及当地流行哪些疾病,特别是哪一类型的疾病。接下来我将就每一个要点简单地谈一下。

1. 温度。这里应该特别观察的是一年中不同月份温度的突然变化以及温度的范围。以上海为例,七八月间温度相当平稳,而在其他几个月则骤然变化,温差很大。今年3月份,白天气温在41度至70度之间,夜间温度在32度至53度之间。4月份,白天温度在54度至76度之间,有一天上升至84度,但又骤降至63

---

[①] 由于缺乏适当的调查,我们容易对某些特定地点形成错误的观念。驻港英军的死亡率就是一个显著的例子。在1842年和1843年,死亡率是19%到22%,即190‰至220‰。1845年有了更好的食宿条件,死亡率仅为8.5%,即85‰。后来,"模范营房"(model barracks)建成后,死亡率不超过2.5%,即25‰。这清楚地表明,香港的气候与骇人的死亡率无关。——原注

[②] 臭氧,亦称超氧,因其类似鱼腥味的臭味而得名。1839年,德国化学家舒贝因(Christian Friedrich Schönbein, 1799—1868)发现,在电解和电火花放电实验过程中产生一种独特的气味,断定这种气味是由一种新气体产生的,并成功将其分离出来,命名为"臭氧"(ozone,古希腊语"气味"之义)。在自然界中,臭氧是大气层中氮氧化合物和碳氢化合物等被太阳照射,发生光化学反应而形成的,通常存在于距离地面20至50千米左右的高层大气中,能有效阻挡紫外线。臭氧也与工业、医学等密切相关,臭氧具有强氧化性和杀菌性,因此常用于废水处理和医院环境的消毒。在近地面,臭氧却是一种有害气体和污染物,对人和农作物有害。近年来,由于氮氧化物以及挥发性有机物(VOCs,主要包括机动车尾气排放、油品挥发泄漏、工业企业排放等)这两种产生臭氧的前体物大量排放,经强烈阳光中的紫外线照射,产生臭氧,臭氧污染日益严重,成为环境治理的主要对象之一。

度,夜间温度则在46度至64度之间。

　　一个地方的温度也会受到太阳对大气作用的很大影响,因为两个地方的热感(the feeling of heat)绝不会相同,即使温度计读数是相同的。在一些地方,白天温度计读数比晚上高四五度,但晚上却是唯一感到酷热难耐的时候,这是日落后立即产生的自由辐射以及湿度增加所致,此时大气接近饱和点,因此,在日落之前、在令人松懈的潮湿空气进入屋内之前关闭门窗,会使人更感放松与舒适。

　　2. 湿度。测量空气中水分含量的最为准确的方法,就是标记空气温度与露水沉降温度之间的差异。当两者差异很大时,气候就干燥;当两者几乎相等时,气候就潮湿。在其他条件不变的情况下,当我们离赤道很近时,大气中的水蒸气量会增加,这在很大程度上受到阻碍蒸发的环境的影响,也受到降雨的影响。

　　为了确定空气中水分含量而制造的仪器,似乎只是用来测量蒸发的程度的。我们可以通过空气中的水分作用于无机物的情况大致了解一下其含量。比如在湿度大的地方,钢铁很快就会氧化,暴露在空气中的普通盐会快速溶解。有机体也是如此:靴子和鞋子会发霉;胶水和浆糊很快就失去了黏性;家具变成碎片,墙纸很快被毁,发酵和腐败迅速发生。

　　还应该注意每月和每天的雨量,因为在某些纬度地区,三天之内的降雨量相当于其他地区全年的降雨量,尽管后者每个月都或多或少下点儿雨。

　　3. 土壤的地质性质。这在很大程度上影响空气和水的质量,也在很大程度上改变气候。比如像上海这样的浅色土壤,在夏季会反射大量热量，而深色土壤则会辐射和吸收热量。黏土和白垩质土是凉的，因为它们长期抵挡太阳光线。而铁质土与石炭土则热得快，凉得也快。含有大量盐分的土壤会给大气带来一种清新凉爽的感觉。

4. 排水和耕作。一个不卫生的、危险的地方可以通过人为方式改善到几乎难以置信的程度。这一点在世界上几乎所有地方都得到了证明。詹姆斯·R. 马丁爵士在他关于《热带气候对欧洲人体质的影响》这部杰出著作中观察到：

> 在加尔各答，由于地点选择不当这件事如今已逐渐得到改善，间歇热在过去这些年里已成为一种相对较轻和较罕见的疾病。这一简单的事实有力地证明了地方卫生的改善所带来的有益影响，这一改善也有力地促使这里的城市政府与民众继续开展同样的改善工作，已大大确保居民免受疾病之苦。

他在另一处写到加尔各答时说：

> 我想我一年里看到的疟疾病例平均不超过十几个，陌生人读到这里会感到惊讶。这些病例发生在去过附近丛林的人身上，他们去那里猎猪（hog hunting），或是进行其他远足活动。①

我们读到这里确实感到惊讶，也感到欣喜，特别是把这一段与克拉克（Clark）医生笔下1770年的加尔各答放在一起读

---

① 狩猎是英国贵族中常见的休闲活动之一，主要包括猎狐、猎鹿和猎猪。

时——当时发生了一场"寒战十二小时"疟疾大流行，夺走了80 000个土著、1 500个欧洲人的生命。汉密尔顿上尉（Captain Hamilton）也说，在1723年8月至1724年1月之间，在加尔各答1 200个英国人中，有460个人举行了葬礼。[①]

还有许多其他例子可以证明这一重要真理，即卫生条件改善带来的良好结果在英格兰最为显著，恶性疟疾、多汗病（sweating disease）、痢疾、不可治愈的坏血病（scurvy）、鼠疫（plague）等，几乎全部消失了。[②]

我认为，国内外健康状况的改善，以及死亡率的大幅度下降，很大程度上归因于本世纪医学科学的巨大进步，生理学、病理学和疾病原因得到阐释，相应的治疗方式得以改进。然而，没有人会怀疑疾病现在通过卫生措施得到了预防，它们的类型也发生了变化。通过适当的排水、耕作、清洁的习惯以及良好的政治和社会状态，公共卫生正在（并将永远）得到改善和维护。

---

① 汉密尔顿上尉可能指约翰·汉密尔顿准男爵一世（Sir John Hamilton, 1st Baronet, 1755—1835），曾担任东印度公司医官，1788年担任加尔各答新76步兵团上尉，后参与指挥西印度群岛、拿破仑战争等多场战役。

② 多汗病（sweating sickness或the sweats），又称英国黑死病，是一种神秘的传染性疾病，从1485年开始席卷英国和欧洲大陆，最后一次爆发是在1551年，此后突然消失；起病很急，先后伴有寒战、发热、头晕、头痛、四肢剧烈疼痛、呼吸困难等，通常数小时内就会死亡；在乡村地区较为常见，病因至今未明。坏血病，由于人体缺乏维生素C所引起的疾病，早期症状包括虚弱、疲劳和四肢酸痛；如果不治疗，可能会出现红细胞减少、牙龈疾病、毛发变化和皮肤出血；病情恶化时，则可出现愈合不良、性格改变，最终死于感染或出血。坏血病曾在海员、探险家及军队中广为流行；普遍认为英国皇家海军的苏格兰外科医生詹姆斯·林德（James Lind, 1716—1794）在1753年证明了柑橘类水果可以成功治疗坏血病，然而直到1795年健康改革者们才说服皇家海军定期给水手们喝柠檬汁。鼠疫，由鼠疫菌引起的烈性传染病，症状包括发烧、虚弱和头痛。鼠疫主要有三种类型：淋巴腺型表现为淋巴结肿胀，败血症型中组织可能变黑并死亡，这两种鼠疫通常通过跳蚤叮咬或接触感染的动物传播；肺炎型中可能出现呼吸短促、咳嗽和胸痛，通常通过空气中的传染性飞沫在人与人之间传播。历史上最著名的大规模鼠疫就是14世纪的黑死病（the Black Death），5 000多万人死亡。

前几天，一位长居上海的商人告诉我，在这个"模范租界"的过去十年或十二年间，公共卫生已得到惊人的改善。他将这一变化归功于卫生条件的改善，这是正确的。仅凭这一事实，这个社区就应做出更大努力，在各项卫生措施上做得更出色。[①]

5. 毗邻海洋与河流。海洋性气候比远离海洋地区的气候更为稳定。在炎热的国家，住在海边比住在内陆凉爽宜人得多。在地势平坦且河流交织的国家，在内陆一两百英里的地方可以感受到潮汐和海洋的影响，特别是在季风变化时。一般来说，海洋的影响所及之处，气候或多或少会保持平稳、温和与湿润。

6. 整体海拔与局部海拔。海平面以上每上升100英码，温度就会降低1度，这是空气容量扩大而变得稀薄所致。因此，如果我们在3 000英尺处造一个建筑物，就可能会享有比地表低

---

① 难道欧洲气候发生明显的变化与改善，在很大程度上是由于耕作和排水吗？凯撒（Caesar）说："因为高卢（Gaul）冬季寒冷，所以无法种植葡萄树。"而现在只在拉普兰（Lapland）地区发现的驯鹿，在当时则生活在比利牛斯山脉（Pyrenees）。在奥古斯都（Augustus）统治时期，台伯河（Tiber）和莱茵河（Rhine）每年结冰超过两三个月，而现在却再也不会结冰了。然而，造成这种情况的一个原因可能是天文原因，即地球轨道的远地点在夏季（或者说在春分与秋分之间）位于北半球，据天文学家说，夏季半年比冬季半年长7天；也正因如此，北半球比南半球相对更热。——原注

凯撒，即盖乌斯·尤里乌斯·凯撒（Gaius Julius Caesar，前100—前44），史称"凯撒大帝"，罗马共和国末期的军事统帅、政治家，罗马帝国的奠基者；公元前60年与庞培（Gnaeus Pompey，前106—前48）、克拉苏（Marcus Licinius Crassus，约前115—前53）秘密结成前三头同盟，随后出任高卢总督，在八年时间里征服了高卢全境（今法国一带），还袭击了日耳曼和不列颠；公元前49年，打败庞培，集大权于一身，实行独裁统治；公元前44年，遭元老院成员暗杀身亡；著有《高卢战记》，除记录军事战绩之外，也详细记载了当时在高卢生活的各种各样的民族情况。文中凯撒这句话很可能出自此书。奥古斯都，即盖维斯·屋大维·奥古斯都（Gaius Octavius Augustus，前63—14），凯撒的甥孙、养子，后三头同盟之一，罗马帝国的第一位元首；公元前28年，被元老院赐封为"奥古斯都"（意为神圣伟大）；统治罗马长达40年，通过一系列政治和军事改革，奠定了罗马两个世纪的和平与繁荣。

142

10度的气温。而且，可以肯定，我们也会摆脱瘴气的影响，因为已经证实，黄热病、鼠疫、沼泽弛张热（marsh remittent）以及间歇热绝不会攀升至一定的高度，而黄热病和鼠疫确实只发生在地势很低的地方。

7. 山脉位置。群山吸引风带来水蒸气，这些水蒸气凝结成云和雾。在一些地区，这些云和雾被某座山或某个山脉改变方向，或是停下来。云和雾也会产生风流，附近可能会频繁下阵雨。

8. 盛行风。风的变化取决于空气的平衡，没有什么比停滞的大气更有害的了，特别是在有害的臭气与聚集的瘴气不断从地表散发出来的地方。即使是四足动物、昆虫和植物，也会受到盛行风的极大影响。

从山、大陆以及广袤土地上吹来的风，总是比海上吹来的风更冷、更急。季风总是在春分或秋分后发生变化，总是吹向太阳所在的半球。因此，在很多地方，风每半年会从陆地上吹来，另外半年则从海上吹来，除非风受到高地的影响，或是因山脉而改变方向。风会吹向一国之内最能感受到太阳影响的地区，因为那里的太阳热已经驱散了大气，并使大气膨胀。

9. 整体朝向与局部朝向。一个地方的气候在很大程度上受太阳对土壤相对照射量的影响。一国的整体朝向可能与其局部朝向恰好相反。一般来说，在北半球，东北面冷，西南面与南西南面（south-south-west）最温暖。①

10. 树木与植被。树木往往能降低温度，也能强烈吸引沼泽

---

① 南西南，即指南针指示的位于南与西南中间的位置。

瘴气（marsh malaria）。如果把树种在沼泽地与居住地之间，当地居民就会免受沼气之害。此外，已经证实树木覆盖之地比水覆盖之地会多排放三分之一的蒸汽，各种植被（根据其密度）都会产生这一效果。把一个地方过密或距离过近的树木和灌丛清除掉，只留下长带状和团块状的灌木，让其保持一定距离，这既有益健康，又很美观，没什么比这更好的方法来改善这个地方了。

至于大气压（atmospheric pressure），在其他条件相同的情况下，给定空间中，氧气的相对含量在31英寸汞柱的压力下要比在28英寸汞柱的压力下大得多。①因此，很容易理解为什么人们在阴沉、潮湿的天气里，会在某种程度上感到疲乏和倦怠，而不是像在晴朗、干燥的空气中特有的那种轻松愉快。

还值得注意的是，大气压的变化对人的影响很大，在气压计（barometer）快速变化时，尤其是气压计汞柱突然下降时，瘫痪和中风最易发作，诸如射击痛、眩晕和压抑等头部小病痛也更常见。

我不禁想，气候会因不同的电压（electric tension）状态而发生巨变，尽管一些权威人士对此持反对意见。我们知道，电平衡会因温度变化而大为改变，每一种化学作用都会产生电的变化，地表水分的分解与所有蒸发也是如此，甚至连瀑布喷溅也能明显改变瀑布附近的静电计（electrometer）的平衡。

潮汐的涨落以及空气中的湿度，都会导致电量的波动。日落后几个小时内大气中的电量是最大的，在日出前和日落前则

---

① 汞柱，直接用水银柱高度的数值表示压强、压力值的单位，可以用厘米、毫米或英寸来表示。文中使用了"英寸"，省略了"汞柱"。现在表示气压的国际制单位是帕斯卡（Pa）。

最少。沼泽地对动物机体产生的影响，与电堆（galvanic pile）产生的影响非常相似，而且这种有害作用会因一定比例的水而增加，特别是当水中含有任何有机物质时。干涸的沼泽地与失去湿度的电堆在许多方面都非常相似。

电机（the electric machine）会对神经系统产生一种奇特的作用，与暴露在沼泽性大气（即瘴气存在之地）后产生的作用非常相似。这是一个非常有趣的研究领域。①

如果我们把动物附在原电池（galvanic battery）的负极，就会剥夺它的正极，它很快就会衰弱而死。②我认为，毫无疑问，如果人体暴露在负电大气中，很快就会被夺去抵抗多种病因的能力。我还相信，人类健康受到地球磁场（前者始终暴露在后者中）不断变化的状态与不断变化的程度的极大影响。

这里，我想就瘴气的产生及瘴气的控制法则说几句。尽

①　我非常相信，处于变化状态中的电是一种媒介，通过交感神经或有机神经系统，极大影响并控制身体的各种分泌物。因此，在一年中的不同季节里，在某些特定地点，大气中不同比例的电量对动物机体的健康有相当大的影响，尤其是对那些神经系统易受经常反复性变化影响的人。那些在温暖或炎热气候中生活了几年的人，搬到寒冷地区后，多少都会遭罪。那些长期暴露在上海气候中的人，甚至在初夏时节都会感到难受，直到温暖的天气来临。我想，这种感觉在很大程度上是由于寒冷大气处于低电状态，或者说是少量大气呈现出负极，身体的正电被剥夺，结果就产生一种无精打采的烦躁感与沮丧感。同样的情况也在炎热季节快结束时发生，此时身体抵抗现有疾病的能力减弱。——原注

②　原电池，以意大利医生、生理学家路易吉·伽伐尼（Luigi Galvani, 1737—1798）命名，是一种通过化学作用产生电流的电池，电流由自发的氧化还原反应产生。反应装置通常由两种不同的金属组成，每种金属分别浸泡在单独的烧杯中，烧杯中的电解质溶液通过盐桥连接，两极用导线相连，组成原电池。原电池放电时，负极发生氧化反应，正极发生还原反应。日常使用的干电池，就是根据原电池原理制成的。有关这句话包含的具体实验原理，译者请教了电化学方面的专家，仍无法获悉其确切内涵，这可能因为当时的实验科学和认知与今天相距甚远。可能的解释是，原电池的负极给动物提供了电子及环境，附在原电池负极的动物失去电子，发生能量转移，因而死亡。此外，韩雅各有关负电大气对人体危害的论断，与今天所认为的高浓度的负离子（negative air ion）环境会对人产生一定的毒副作用相似，只不过负离子是19世纪末才被提出的概念。

管我们可以用最精确的方法确定大气中的各种成分，通过最精细的化学分析确定每种永久性气体的相对比例，并确定在某些情况下偶尔发现的某些细微物质（如臭氧、碘、游离氯［free chlorine］、硝酸等），但是迄今为止，任何化学分析都没能检测出沼泽瘴气的一丁点儿踪迹。

尽管如此，如果我们考虑到化学科学不断取得的巨大进步，就不必对此感到绝望。通过这样的调查，我们或许可以期望从化学分析中得到与显微镜中一样多的结果。

所有前有机物（previously organized matter）的特定分解阶段或分解模式，都与瘴气的衍生密切相关，特别是在一定的温度和一定的限定条件下。同时，这种毒素也会衍生出不同的种类，发展至不同的程度：第一种是鼠疫，第二种是黄热病，第三种是持续低热，第四种是弛张热，第五种是间歇热；这些病症的种类与强度也各不相同。

此外，一个地方的土壤与瘴气的产生有很大关系。与普遍的看法相反，某些沙质土壤会比湿地产生更为严重的热病。这一点在葡萄牙的阿连特茹（Alentejo）和阿尔加维（Algarve）得到了非常明显的证实①，这两个地区从未逃过热病侵袭，但土壤却几乎完全由沙子组成。在印度，最致命和最顽固的热病类型发生在土壤含铁的地方，以及主要由花岗岩组成的山丘地带，这一地带还含有云母（mica）、长石（felspar）、石英（quartz）以及含量巨大的高磁性崩解性铁质角闪石（highly magnetic

---

① 阿连特茹，位于葡萄牙中南部地区；阿尔加维，葡萄牙最南部省份，濒临大西洋。

disintegrating ferruginous hornblende）。

含有铁质黏土和红砂岩的河床与河岸，据说是容易滋生瘴气之地。即使土壤是黑色的，也可能含有大量的铁，并混杂着正在分解中的有机物。然而，我认为在特定地点，必须有一定程度的太阳热和湿度，才能使含铁土壤和沙质土壤变得如此危险。这一情形也或多或少普遍存在于肥沃的冲积土中，里面有很多植物霉菌。太阳对海平面附近停滞湿气所产生的作用，似乎有助于瘴气的产生。

但是，一定程度的热量只有在与一定量的水分结合时，才会产生瘴气，在非常干燥的季节里，沼泽或湿地就变得无害，而且白天穿过沼泽地的危险性总是比夜里小得多。过多的水分会阻碍瘴气的形成，在非常潮湿的季节，沼泽地的有害性会降低。从未听说瘴气在纬度48度以北的船只上出现过。

瘴气似乎比空气重，因为住在底层的人比住在上层的人更容易受其影响。房子里的一炉好火似乎会摧毁瘴气的力量。树木会把瘴气牢牢吸引过来，因此在沼泽地区的树下坐着或睡觉，就等于待在瘴气最集中的地方。无论泥炭沼泽（peat bogs）多么湿软，也不会产生瘴气，里面没有任何有害的腐烂物或臭气。[①]

不用说，有些人的体质比其他人更能抵抗各种形式瘴气的有害影响。这在很大程度上取决于一个人的习惯、健康程度和精力。一个健康的人只有在感冒、疲惫不堪或者夜里（或清晨）

---

① 泥炭沼泽，亦称高位沼泽、苔藓沼泽，由各种苔藓，特别是水藓类的青苔不断积累而形成的沼泽，是沼泽发展的后期阶段。在世界陆地面积中，泥炭沼泽地约占3%，多分布于高原、河谷、台地。

空腹状态暴露在瘴气影响之时，才会得疟疾。在所有这些情况下，疟疾都可能如期而至，尽管会依据个体特质而有所变化。

比如，四个人受凉，第一个人得了支气管炎，第二个喉咙痛，第三个腹泻，而第四个则安然无恙。四个人同样着凉，三个生病（尽管是不同的病），一个没生病，因此，受凉这个令人激动的原因于他并无影响。简而言之，所有其他疾病都是如此。

在沼泽水的分解过程中，几乎没有检测到氧气，尽管沼泽地附近的氧气比例正常。氧气从所有其他地表水中大量释放，并且在排放过程中形成臭氧，因此理论上说（正如事实所发现的那样），沼泽中或沼泽上方不会形成臭氧。地表水不会分解，且富含滴虫（infusoria）[①]，由此释放出大量的纯氧，也就是说，每平方英尺的地表水释放两立方英寸的氧气。由于夏天大气中的水蒸气量比冬天要多，夏天等量空气中所含的氧气要比冬天少。

人们一直认为（且仍然认为），臭氧在一段时间内的出现是构成健康大气的必要条件，臭氧含量随氧气相对含量而增加或减少，因此，某一地区的健康状况可以通过测量大气中的臭氧来确定。最新的研究表明，臭氧是氢的三氧化物，其化学式为 $HO_3$。[②]有人把它命名为带电氧，它是由磷在水面上发生作用而产生的。

--------

① 滴虫，淡水池塘中微小水生物的统称，如纤毛虫、眼虫、原生动物、单细胞藻类和小型无脊椎动物等。在现代正式分类中，这个术语被认为已经过时，先前包含在滴虫中的微生物大多被归于原生生物界。

② 1865年，瑞士化学家雅克-路易·索雷特（Jacques-Louis Soret，1827—1890）确定了臭氧的化学组成及密度。他正确描述了臭氧分子是由3个氧原子组成的，化学分子式为 $O_3$。$HO_3$ 应为1863年韩雅各撰写出版《上海卫生》时尚未确定的臭氧化学分子式之一。

用淀粉和碘化钾浸渍过的纸,是一种很好的臭氧剂,根据大气中臭氧含量的不同,会呈或淡或深的蓝色。一个地方的空气中只要含有臭氧,那么就不会被认为是有害的。各种气体,特别是自然形成的气体,都会阻止臭氧的形成,或在臭氧形成后加以破坏,所有这些气体也对人类和其他高等动物有害,比如汽化的、硫化的和含磷的氢气(它们具有相似的射气[emanations])。①

在霍乱、低热、疟疾等流行病盛行期间,大气中无法检测到臭氧。在上海,除了刮西风或西北风的时候,都能检测到臭氧;但是当天气变暖、空气接近饱和点时,臭氧就无影无踪了。1860年七八月间,我没能检测到臭氧,除了有一次雷雨刚过,空气得到净化且相当凉爽的时候。臭氧总是出现在海上的大气中,当风离开海面后,它就会出现在海港城镇中。②

在中国这样一个比整个欧洲都大的国家,必然涵盖了几乎每一种气候,尽管我们对各地的气候相对知之甚少,但获得每个地方气候知识的方法之一,或许就是进行一系列的比较。通过这种方法,中国任何一个特定地方的气候都可以与欧洲著名地区的气候进行比较,这种比较对不同类别的病人以及患同种疾病(早期或晚期)的同类病人,皆有裨益。

比如,上海的气候在很多方面都可以与法国西南部地区潮湿、温和且令人松懈的气候进行比较。如果这两个地方的排水、

---

① 射气,即由某种放射性元素释放出的放射性气体。

② 19世纪下半叶直到20世纪,许多博物学家和寻求健康的人士都认为臭氧是环境中有益健康的成分,臭氧含量较高的高海拔地区,含有臭氧的海边空气,都被认为是有益健康的。但同时,一些科学家也证实了浓度过高的臭氧对动物机体造成的损害。

耕作和卫生科学得到同等重视的话，那么二者无疑会更相似。英格兰的西南海岸也是同样的特点，气候温和、潮湿，尽管在程度上有很大差异。肺部疾病、刺激性干咳、胃消化不良、某些类型的头疼等，都会因这种气候而受益。而对于那些身体习惯性松懈、循环乏力、缺乏神经弹性与能量，特别是消化器官虚弱且黏膜容易受到刺激（或得病）的人来说，这种气候显然非常不利。

我听说过一点儿有关烟台的事儿[①]，其气候在许多方面都可以与英格兰南部海岸的气候相比较（尽管也有一定的不同），那里干燥、易变，特别是在布莱顿（Brighton）和副崖地区（Undercliff）。[②]身体习惯性虚弱、缺乏神经弹性和能量的人，会从这样的气候中受益。

或许烟台和纽约之间更为相似。烟台很有希望成为中国北方最好的疗养之地，如果外国人在这里建房、为病人提供娱乐设施的话，那么对那些想要换换环境或是呼吸几周新鲜空气的人来说，烟台将是一个极好的度假胜地，也会是上海那种令人松懈的潮湿气候的解毒剂。

天津的气候在某些方面可以与克里米亚（Crimea）的气候相比较。[③]两个地区的温度范围都很大，变化也很突然，冬天浓

---

① 原文为"Chefu"，更常见的写法应为"Chefoo"，即芝罘，烟台旧称。

② 布莱顿，英格兰南部海滨城市。Undercliff指滑坡塌陷形成的副崖或下崖坡；此处指英格兰南海岸几个滑坡区，包括怀特岛（Isle of Wight）、莱姆里吉斯（Lyme Regis）附近的多塞特郡（Dorset）与德文郡边境、东德文郡的布兰斯科姆（Branscombe）、多塞特郡的怀特诺斯（White Nothe）等地。

③ 克里米亚，地理上主要指克里米亚半岛，位于欧洲东部、黑海北岸，属亚热带气候；政治上，15至18世纪属克里木汗国，1783年并入沙皇俄国；后俄国与英、法等国为争夺小亚细亚地区的权利而开战，是为1853年至1856年间的克里米亚战争，最终以俄求和，签订《巴黎和约》结束。后文提到的护士南丁格尔即通过此次战争改善了军事医疗状况，促使现代护理职业诞生。

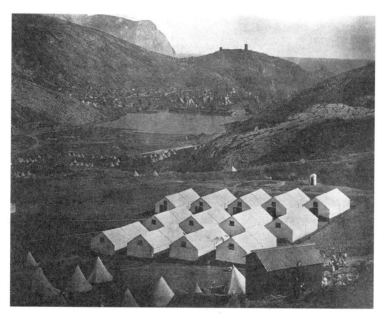

克里米亚战争期间的巴拉克拉法军营

雾弥漫,夏天酷热难耐。但二者在许多细节上并无可比性,一地是冲积而成的土壤,相邻地区平坦,而另一地则多岩石、多山。天津那些所谓的"沙雨"(showers of sand)带来了无休无止的烦恼,气候因此而变得更加恶劣,外国人声称对此无法忍受,但却弄不清沙雨的起源或本质。

我目前还不知道中国有哪个地方的气候可以与那不勒斯(Naples)相比,那里的气候令人兴奋、温暖宜人。[①]也许长崎(Nagasaki)的气候可能比我们所知的任何其他地方都更接近那不勒斯,但是我们需要更多关于中国和日本两国各个地区的气候的信息。[②]

在某些情况下,厦门的天气可以与马耳他(Malta)相比,尽管后者要热得多。[③]恐怕中国和日本都找不到可以与马德拉群岛(Madeira)或亚速尔群岛(Azores)相媲美的气候。[④]马德拉夏季凉爽,冬季温暖,全年气温稳定,最高当局(the highest authorities)宣称这里是北半球气候最好的地方。

汉口的气候在很多方面与罗马相似,这种说法也并非毫无道理。罗马气候温和,空气静止不动,因此相当令人窒息,使人松懈。但是,詹姆斯·克拉克爵士(Sir James Clark)却认为罗

---

① 那不勒斯,意大利南部第一大城市,地中海气候。

② 长崎,位于日本西端,由近600个小岛组成,除山岳地带外,整体上属温暖多雨的海洋性气候;是日本锁国时代少数对外开放的港口之一,中国、英国、葡萄牙、荷兰等国通过长崎与日本交往。

③ 马耳他,位于地中海的岛国,1798年被法国占领,1814年沦为英国殖民地,1964年9月宣布独立;属亚热带地中海气候,冬季多雨,夏季高温干燥。

④ 马德拉群岛和亚速尔群岛,皆位于北大西洋中东部,现皆为葡萄牙共和国领土;属亚热带气候,气候四季温和宜人。

马的气候是意大利最好的气候之一。①然而,忧郁质或神经质的人,以及容易得中风或瘫痪的人,都应该避免这种气候。

人们经常注意到,在疟疾盛行的地方,肺痨(consumption)病例极为罕见。②在我看来,疟疾和痨病(phthisis)在本质上是对立的,我相信,对这两种疾病所涉及的各种器官及其不同功能有着深入了解的人,在理论上是不会得出任何其他结论的,而事实会充分证明这一理论的正确性。

以上海及其周边地区为例,从1860年4月中旬到1861年7月底,在我观察到的28 000多个病例中,只有10例是肺痨;即使在这10例中,也只有7例有明显症状,而间歇热则有1 400多例;结节很常见,但几乎完全局限于腹部器官。③

在上海的某些季节里气温骤变时,支气管黏膜炎极为常见,在老年人身上则会发展为慢性状态。这种病从各方面来看都很像肺痨,也会被当作是肺痨,除非仔细检查胸部,才会发现

---

①　詹姆斯·克拉克爵士(Sir James Clark, 1788—1870),英国内科医生,曾担任维多利亚女王常任医生。他曾旅居罗马,在那里发表了关于法国、意大利和瑞士的气候、疾病、医院和医学院的医学笔记,回到英国后,于1829年出版了《气候对预防和治疗慢性病的影响》(*The Influence of Climate in the Prevention and Cure of Chronic Diseases*)一书。

②　Consumption或phthisis意为消耗性疾病,特指肺痨,即肺结核。19世纪中叶以前,结核是最典型的体质破坏者,染病后将不断耗去体力和精力,直到生命被磨损殆尽。大多数医生将肺痨理解为一种"消耗性体质"带来的结果,是遗传性体质在恶劣的生活条件、不良的饮食习惯、过度劳累下产生的大病。1882年3月,德国细菌学家科赫宣布,他已经确认了引发结核病的细菌即结核杆菌,其说法迅速被欧美医学界采纳。至19世纪末,大多数医生都认同结核病本质上是一种传染病,对应术语tuberculosis(TB)。

③　1861年夏天,一位来自纽约的绅士向我咨询他的健康和上海气候问题。他说在纽约时饱受胸痛之苦,医生建议他进行一次海上航行。我给他做检查时,他咳嗽得很厉害,胸的一部分有痛感。我表示,我相信这里的气候适合他的病情,并建议他留下来。他照做了,一直很健康,咳嗽和疼痛逐渐消失,他现在看上去比刚来时好多了。——原注

病症完全局限在支气管内,肺则是非常健康的。

上海的气候本质上就是潮湿的,在炎热的七八月份,大气接近(并经常达到)饱和点,空气比寒冷干燥时稀薄得多,一定体积中的含氧量更少,而呼吸则较浅、更慢。因此,血液氧化程度较低,无法刺激心脏、血管和神经,人容易患具有周期特征的低等类型疾病(low types and forms of disease of a periodic character)。

在炎热的几个月里,大气的湿度状态也是如此——在上海下暴雨后的某些日子里,人并没有以每小时一盎司的速度从肺里呼出水蒸气(如同在大气相当干燥的状态下那样),而是呼气几乎停止,肺功能颠倒了,在一定时间内表现为吸气功能。

液体以两种方式通过皮肤排出:一是蒸发,这在本质上是一个物理过程;二是以汗液的形式,这是一个重要的渗出过程。此时,当空气中液体饱和且气温与体温相等时,只有排汗这一重要的渗出过程还在进行,不被察觉的蒸发这一物理过程却已经停止一段时间了。但是,上述情况并不常见,只有在气温与体温相等、空气中的蒸汽饱和时才会发生。

然而,在任何情况下,身体产生的自由蒸发会根据空气中水分的含量不同而受到阻碍或变缓,同样,疲倦感和窒息感也会根据大气是处于静止不动抑或自由运动的状态而增强或减弱。因此,要利用和借助蒲扇,彻底通风,因为这些做法能迅速改变湿热空气中的微粒,如果让这些微粒与皮肤接触,就会延缓蒸发。

诚然,在这种情况下,身体会通过自由排汗的过程而使不适感大大得到缓解,但这或多或少要花些力气,如果通过人为方式使周围的空气自由流通，就可以省去这些力气。这样做也可以预防痱子（热带苔藓病），通过将排汗控制在一定范围内，整个身体的疲劳程度会降低。

在上海的寒冷月份里——比炎热月份要长——空气仍保持潮湿，经常接近并达到饱和点，对人体的影响与高温下干燥空气的影响非常相似。只是在上海的冬季，肺部呼气非常活跃，每时每刻都在吸入大量热量，以便将吸入的冷湿空气的温度提高至身体的温度，这对身体提出了很高的要求。

湿冷状态下的空气也有利于表皮汗液蒸发，但渗出这一重要活动受到限制。如果因剧烈运动等而出汗，汗液就容易留在体表，引起寒战，破坏循环平衡。在上海的气候条件下，体液循环状态在寒冷的月份与炎热的月份是完全相反的。但是变化只有在突然发生和大幅发生时才是有害的，因此只要在季节转换时适当留心和注意，就不必担心会有伤害。

9月初，夜里变凉，温差变大，在寒意袭人的夜晚，体表正常的血液流动受到限制，所有体液都被抛回内脏（特别是肝、脾、肠）。这些器官在相对虚弱的状态下，无法承受这种突如其来的压力，循环平衡紊乱，根据个人体质不同，会得间歇热或腹泻等疾病。

但是，只要注意以下各点，就没有理由害怕上海的气候：拥有相当不错的体质；凡事皆节制；切忌吃廉价的中国水果，这些水果在大街小巷随处可见，对口干苦燥的人来说是如此诱人；还要注意秋天突然出现的气温变化。

在本书行将结束时，我想说，上海的气候（或者更确切地说租界的气候）通过人为手段可以极大地得到改善——如果这些手段经过审慎采纳并大力实施的话。我们已经做了很多工作了。

上海的一些房子(也有人称其为豪宅[palace])是根据健康、优雅和居住的最佳原则建造的,但是其排水系统非常不完整,管理也不完善。如果这件事得不到重视,如果中国人(其人数如此之多,其卫生观念与措施如此离奇)仍被允许在我们住所周围如此近的地方建造各种各样的房子,那么外国人社区的健康和舒适都会受到损害。

过不了多久,我们将不得不目睹事态恶化,却看不到我们所期望的改善,租界会出现前所未有的滋扰与疾病。当然,事情不应该这样,如果事情发展到如此不体面的地步,是不可原谅的。没有必要侵占土地(encroachment),就像近来这里发生的那样。[①]在我们管辖区域之外的西面和北面都有足够的空间可以用来盖房子。但危险在于(而且迫在眉睫的是)适当的卫生措施来得太迟了,而且待其来时,亦为时已晚,无法确保所有需要的改善都得以实现。

两年多以前的预言已经不折不扣地实现了:房屋和街道,新的城镇和村庄,在外国租界周围涌现。上海人口增加了一倍多,来自四面八方的人群在这里避难,通常的结果是出现以下情形:疾病与死亡相对更多,更脏,更多热病,以及更多犯罪。如果不是市政当局始终保持警觉和投入精力,情况会比现在糟糕

---

① 此处应指1862年至1863年间,美国人华尔组织的"常胜军"与太平天国军队转战于沪苏一带,并在上海租界以外华界地面修筑数条军用道路,如新闸路、麦根路(今石门二路一段)、极司菲尔路(今万航渡路)、徐家汇路等,即所谓越界筑路事件。

得多。

最近我向一位先生请教，他颇有资格对上海的本地人口进行估算。耶茨（Yates）先生计算了洋泾浜和苏州河之间的华人住宅①，他对中国人很了解，能够准确估算每家每户的人数，认为上海县城（the city of Shanghai）及其周边地区的人口很可能接近180万。②那么，上海的人口就与20年前的伦敦相当。

如果考虑到中国当局的无能——不，是众所周知的社会与政治层面的低能（除了胡闹以外）——那么，对女王陛下的领事（H. B. M.'s Consul）以及我们的工部局（Municipal Council）给予再多的称赞都不为过。③他们为应对日益增长的困难而做出令人钦佩的筹划，他们表现出可以应对任何紧急情况的能力和变通力。

所有国家和社区政府的主要目标都是（或者说应该是）保护人民的生命、健康与财产，免受外国侵略，遵守并促进宗教和道德。为此目标，法律被制定出来，并强制执行。不幸的是，健康（以及由此而来的居民的生命问题）极少受到政府、立法者、政治经济学家以及市政当局的关注，上海也不例外。当局做了很多事，但是没人比他们自己更清楚，还有许多事要做。成千上

---

① 洋泾浜，原为上海县城北部一条通往黄浦江的港河，1849年后成为英法两租界的分界；1915年租界当局填河拆桥筑路，洋泾浜从此消失，取而代之的是爱多亚路（今延安东路）。

② 马修·泰森·耶茨（Matthew Tyson Yates, 1819—1888），神学博士，美国南浸信传道会教士，1847年来华，在上海老北门外建教堂，传教40余年。事实上，1852年上海华界人口约54万，即使太平天国战争爆发后，周边省份居民涌入租界，华界人口变化也不大。至1865年，上海租界加华界人口不到70万，因此耶茨的估算有误。

③ 工部局成立于1854年7月，是上海英租界（1863年9月后与美租界合并为公共租界）外国人组成的自治行政机构，进行市政建设、治安管理、征收赋税等行政管理活动。

万的民众的健康和福祉取决于工部局的行动。

他们无论有多少事要应付，在履行职责时，都会遇到许多反对意见。公司和个人的行为往往会阻碍和规避行政当局所制定的必要的法律和健全的法规。形形色色的贪婪，无知，卑劣狡诈，贪得无厌，在本地人和某一类外国人身上都存在，直接或间接地消耗健康和生命之源，并时常使得那些想要做到最好的事务官们感到挫败。

多亏了地方当局的法律，这样的时代——任何一个贪财的投机分子都可以建造如疾病与死亡之穴一般的各式房屋，或是因其贪婪的幻想建造如粪池一般的街道——已经过去了。然而，不久后我们就会看到，即使市政法的管辖范围不允许在这类不卫生的建筑设施上投机倒把，但仍然会有人违法妄为，打着高尚的幌子，从同胞的健康与生命里赚钱。

房屋、街道和村庄的增长速度，要远快于排水和其他健康措施的建设速度。去年炎热的天气带来了低烧、痢疾、腹泻和一些霍乱病例。在这里，修建排水沟、筑路和修路，是一项缓慢且乏味的工作。尽管如此，市政当局还是开始了这项善举，并投入相当大的精力继续下去，他们的毅力将会得到回报——他们会看到随着健康措施的进步，社区卫生逐年增强，生命和健康更有保障，财产价值永久提升。

良好的排水系统和修整良好的道路，一定会改善上海社区的卫生，这是因果关系使然，正如各种恶性疾病已经通过人为方式被驱逐出加尔各答一样。我们现在再也听不到以前那种"在几周内侵害800个欧洲人和50 000个土著"的可怕的流行病了。其原因显而易见，最易理解。

同样的观察也适用于伦敦。在1592年至1666年的73年间，伦敦因肮脏而臭名昭著。结果是，每年死于瘟疫（plagues）的平均人数占总人口的四分之一！或者以目前的人口数来说，相当于60万人的可怕死亡率。然而，本世纪以来，健康科学已经将死亡率降低至1/250，或者说在霍乱——自1666年以来伦敦遭受的最为严重的一种瘟疫——最严重的年份里略高于6 000人。利物浦、曼彻斯特、巴黎和其他大城市也是如此。

当人们忽视了某些地方，任由污秽堆积、积水停滞、腐烂渗出，疾病必定会成倍增加，死亡也会增多。因此，著名的卡巴尼斯观察在我们这个时代仍然是正确的——"气候对富人和穷人的影响是不一样的"，是这样吗？[①]在这里，我将介绍柯普兰医生提出的准则，这些准则需要各种人都高度重视，尤其是那些与市政工作有关的人。

> 一个地方应当实行的所有健康措施，应以下几点为其目标：第一，尽快清除人们住宅中的排泄物，防止排泄物积聚；第二，清除排泄物的手段和方法，应当是尽可能有效地防止它们排放到大气中的气体和腐臭物质逸出；第三，应提供充足的水，以便迅速清除分泌物与排泄物，并作其他清洁和沐浴之用；第四，动物的排泄物应尽快转移到合于自然的预期之地，即在耕作土地时用来施肥；第五，死者的尸体不应成为生者

---

① 原文为法语：l'effect du climat n'est pas le même pour le riche que pour le pauvre。

的疾病之源，其埋葬方式、埋葬地的状况和拥挤情况应当参照居住区来设置(特别是在城镇)；第六，明沟和沼泽应通过地下排水之类的方式解决掉，尤其是在动物和人类居住区附近；第七，虽然水的供应应该充足，但是决不应该被附近的墓地、明沟或沼泽所污染；第八，供应纯净空气，在任何情况下都要换气，这样才没有被动物排泄物或遗骸、沟渠、阴沟、粪池、教堂墓地、明沟、沼泽等污染的风险。

这些问题受到重视的程度，决定了城镇的健康状况得到改善的程度。任由沟渠或沼泽污染城镇(或任何人类居住区)附近的空气是不对的，从这些疾病发源地(或墓地)附近取水也是不对的，我没必要反复强调这些了。充满腐烂状态的动物物质的水，或是富含微生物和滴虫的水，最易产生腹泻、痢疾、黏液性和无力性发热(mucous and adynamic fevers)，或是由淋巴结腺(Peyer's gland)和十二指肠腺(Brunner's gland)溃疡引起的伤寒。①

消除这些疾病起因的方法太明显了，以至于不会引起注意。尽管这些疾病起因不会造成明显的危害，也不会发生疾病大爆发，但却不应忽视。这些疾病起因将其影响范围所及的体质力量全部损坏，逐渐地、

---

① 淋巴结腺，又称派尔氏腺、派尔集合淋巴结(Peyer patch)、派尔斑等，是小肠黏膜内的一组淋巴滤泡，肠黏膜免疫系统的重要组成部分。十二指肠腺，又称布伦纳氏腺，是分布在十二指肠黏膜下层的一种分支管泡状腺，分泌碱性黏液，保护十二指肠上皮免受胃酸侵蚀。

缓慢地诱发内脏阻塞以及诸多慢性疾病，并导致恶性或烈性瘟疫（malignant and pestilential distempers）大流行。

人们会记得上一季死亡人数最多的是士兵和水手，原因很明显（尤其是水手）。病得最重的士兵被安置在底层潮湿的仓库里，没有通风，光线不佳。商人不会冒险让马匹住在这样的房子里。我们只需看看住在好房子里的军官们不会染病，就会验证食宿条件比气候和季节更应受到谴责这一点。在水手身上，疾病的起因似乎显而易见。

在整个东方世界的各个地方，河流——尤其是中国浑浊的河流——证明了它是活跃的病源地（foci），是最易产生恶性疾病与难以控制的疾病之地。无数的权威人士提到浑浊的河流是霍乱、痢疾、腹泻、弛张热和间歇热的源头，我只能提及其中的几位。

然而，我想很少有公正之士会对炎热季节里肮脏的河流（就像这里离我们这么近的那条河一样）会带来不健康的影响这一点提出异议。在不到两三英里的距离内，将近两百万人的垃圾和杂碎都被倒入其中。

布莱森（Bryson）医生在其《1837—1843（含）海军健康状况统计报告》（*Statistical Reports on the Health of the Navy for the Years 1837－43 Inclusive*）中，对中国江河上的士兵和水手感染疾病的数量和恶性程度做了可怕的描述。[1]流行的疾病包括霍

---

① 亚历山大·布莱森（Alexander Bryson, 1802—1869），英国外科医生、殖民地医官。

乱、痢疾、弛张热、间歇热以及伴有腐蚀性溃疡和坏疽性溃疡的伤寒。他说：

> 中国的战争，使得热病的人数和死亡的人数都增加了两倍多，而且主要发生在广州和长江流域。

> 1842年时，热病主要在镇江府（Chiang Kiang Foo）、吴淞和南京的船只上发生。[①]7月中旬至10月中旬，长江从吴淞到南京段运行的每一艘船舰上都爆发了霍乱或者霍乱性腹泻，而在其他地区航行的船舰上（从长江驶到舟山［Chusan］的船舰除外）则没有出现上述两种病例。[②]（第59页）

我在一级外科医生、医学博士杰奥·克莱里休（Geo Clerihew）写的《军队疾病报告》（*Reports on Diseases among the Troops*）中读到：

> 水的存在似乎在每个地方都明显地增加了疾病流行。由此看来，无论水以何种方式运行，它的存在都对霍乱流行产生显著影响。

许多此类信息也在医学博士约翰·威尔逊（John Wilson，1846年任伦敦海军医院和舰队督察员）的《中国医学笔记》（*Medical Notes on China*）中提到，他第一次来上海乘的那艘船上的船员在航行中非常健康，但他们在这条河上待了不到一

---

① 19世纪五六十年代在华出版的英文报刊上，镇江多写作"Chin Keang Foo"或"Chin Kiang Foo"，未见"Chiang Kiang Foo"这种写法。根据义义，推测此处应指镇江，作者可能存在笔误。

② "其他地区"原文为"other parts of this division of the station"，待考。

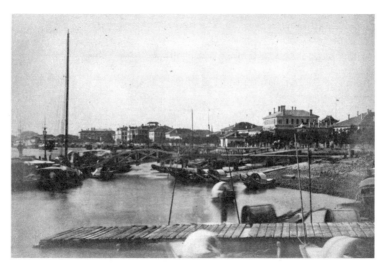

上海的码头（19世纪晚期）

周,就有三四个人因疟疾和腹泻而卧床不起。

去年夏天,我乘轮船绕过好望角来到上海。航行中的37个人健康状况非常好,但我们抵达这里十天后,就有一人死亡,三四个人腹泻,18年没生过病的船长患上非常严重的上海热病(Shanghai fever)。为什么这条河对船员产生的危害会成倍增加呢?

不久前,一位外科医生(他在这里的船上已执业多年,是业务最多的医生)告诉我,他不敢建立浮动医院(floating hospital)的唯一原因,就是他知道这条河不健康,他坚信,在这样一个船上医院里,病人们挨得如此紧密,死亡率将是巨大的。大家都清楚地知道,上一季船上死亡率很高。

我在5月14日的《祺祥英字新报》(*The Shanghai Recorder*)上读到:

> 去年夏天霍乱流行期间,我们认为在霍华德码头和赫德码头(Howard's and Heard's jetties)之间靠近虹口(Hongque)一侧,没有致命病例。然而在离这些房屋一步之遥的河边,每艘船上至少有一人死亡。据我们所知,平均值要比这高得多,没有一艘船完全幸免。
>
> 对于这种情况,必须给出一些理由。我们想到的是,有毒物质是随气流而来的,而气流必然是沿着湍急的河流而来的。我们可能不知道有毒物质是从哪里产生的,但似乎最有可能的是,河流经过的低洼沼泽地至少是造成死亡的原因之一。
>
> 在印度执业的外科医生们也注意到,河流上的

船只总是比干燥陆地上的居民更易遭受霍乱的侵袭。这不可能是因为通风不良造成的，因为在夏天所有的舱门都是开着的，即使在晚上也是如此，而且大部分船员都睡在甲板上。

就这条河上大量流动人口的健康问题而言，我们应该设想，如果可能的话，大多数人都应该被转移到岸上，只留足够数量的欧洲人在船上看守即可。这些人可以每天换班，这样同一个水手就不必在船上连续待两个晚上。①

很难执行最后一条建议。但是，为岸上的水手建造一个通风良好又宽敞的大型医院既容易，又非常实用。如果为这里的商业服务而建造一家精心规划的医院的话，那么我可以肯定地说，在炎热季节里，海员的死亡率就不会再那么高了。除此之外，我们还能做什么呢？迄今为止，什么都做不了②，我已在前面陈述了原因。

那位在船上执业的仁慈的外科医生拒绝建立浮动医院，这种医院在东方所有地区都造成了骇人的死亡率，即使在纯净的海水中，医院船的死亡率也比岸上医院高得多，而在充满瘴气的浑浊河流上则更高。

造成这种情况的原因有二：第一，每张床缺乏足够的空间，病房屋顶太低，通风不良；第二，肮脏河流的有害影响。

---

① 《祺祥英字新报》，又译为《上海纪事报》《上海记报》《上海载记》，1862年1月由英国怡和洋行创办，1869年12月因经费拮据而停刊。

② 医生们在这里开办了一两家医院，但其程度还不足以满足船运的需求。——原注

如果有人主张设立浮动医院或是低屋顶又拥挤的病房，那么就让他先看看《医院卫生状况论文集》(*Papers on the Sanitary Condition of Hospitals*) 或《南丁格尔女士向皇家委员会提出的军队卫生状况之证据》(*Evidence Given by Miss Nightingale before the Royal Commission on the Sanitary Condition of the Army*) 这两份材料吧。①

这一证据表明，医院病房里的死亡总数，与每个病房中的病人人数恰成比例。当空间不足时，通风总是不良，而当空间不足、通风不良时，健康人也会生病。那么病人在这种环境下怎么可能康复呢？

然而，病人却被那些本应对此更了解的人安置在这样的医院里，当他们不幸死去，责任就被推到气候或疾病的类型上。然后又有可怜的病人被收治进来，住在同张病床，遭受同样的有害影响，理所当然过不了多久也会以同样的方式出院。②如此站着进来、躺着出去，或者说只要有病人等着被收治，就会如此循环往复。而公众只是对死亡总数感到惊讶，却不对事情进行调查。

在1851年1月的《英国与外国医学评论》(*The British and*

---

① 弗罗伦斯·南丁格尔 (Florence Nightingale, 1820—1910)，英国护士，近代护理事业的创始人，1854年至1856年在克里米亚战争中服务于战地医院，改革了军队卫生，被称为"提灯女神"；确立了护士职业的精神以及护理专业化的道路；著有《医院札记》(*Notes on Hospitals*, 1858)、《护理札记》(*Notes on Nursing*, 1859) 等。她指出许多医院在建筑上的缺点，认为医院的设计首要条件是不能给病人带来危害，强调医院的建筑不在于它的豪华，而首先应考虑病人的舒适、安置、福利和卫生。此外，南丁格尔对印度的农村生活做了非常全面的卫生统计，致力于改善印度的医疗和公共卫生服务。在1858年和1859年，她成功游说成立一个皇家委员会，研究印度卫生的状况，文中提到的这份材料即指这一问题。

② 原文为 "make his exit from the ward by the same short road"，意指后者像前者一样，很快就会死去。

166

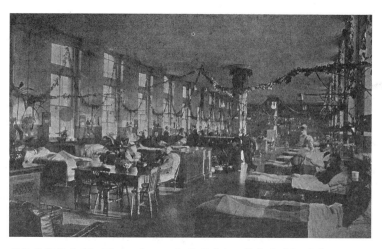

圣托马斯医院（St. Thomas's Hospital）的"南丁格尔病房"，代表了19、20世纪之交的模范病房

Foreign Medical Review）上，我读到一篇题为《霍乱与卫生措施的关系》(Cholera in Its Relation to Sanitary Measures）的文章：

> 如果我们以每次吸气吸入肺部20立方英寸空气、每分钟大约呼吸20次的平均值来计算，那么每人每天就需要333平方英尺（或33大桶［hogshead］）的空气。① 因此，24小时内会产生不少于10至12立方英尺的碳酸，我们会发现其中至少含有6盎司的固态碳！仅这一事实就足以说明呼吸功能正常运转不被妨碍的极端重要性，并让我们同时准备应对呼吸空气所不可避免的有害后果，因为呼吸并不能让身体清除自身产生的有害物质。②

在谈到船只通风问题时，这篇文章写道：

> 借由敞开的舱口、帆布通风管或通风管道，是绝不可能实现彻底通风的，只有借助于移动的动力（moving power）——阿诺特（Arnott）医生的气泵即为

———————

① 大桶，又译"豪格海"，酒精饮料的容量单位，1大桶相当于52.5英制加仑（或63美国加仑，又或238.7升）的葡萄酒，或相当于54英制加仑（或64美国加仑，又或245.5升）的啤酒；一般来说不用作气体单位。

② "每个成年人在24小时内通过肺部和皮肤呼出48盎司（或3品脱）的水。因此，同一个房间里的16个人会在8小时内呼出16品脱的水以及123立方英尺的碳酸。还有大量有机物伴随着水蒸气一起呼出，准备进入腐败状态。睡眠时情况更是如此。所有排泄物若重新进入体内，都会对身体有害。与这一重要规律一样，呼吸潮湿而污浊的空气，随后导致排泄物重新进入血液，从而引发疾病，这是很容易理解的事。

如果对健康人来说都是如此，那么对病人来说又会怎样呢？就病人而言，他们呼出的气体总是高度病态的和危险的，因为这是大自然从身体中消除有害物质的方法之一，以便使病人恢复健康。"出自南丁格尔女士《医院札记》。——原注

一例——才能实现。<sup>①</sup>有限空间内多人聚集时,需要
主动通风,而不只是被动通风。

　　皇家委员会之前提供的证据表明:"医院每张病床都应该
有一块宽8英尺、长12英尺的区域。""医院每间病房都应该
至少有16英尺高。""10或12英尺高的病房是不可能充分通
风的。""除非室内空气能像室外空气一样新鲜,否则病人最
好出院。""有20张病床的病房,不应小于80英尺长、25英尺
宽、16英尺高。""每张病床的空气绝不应少于1 500立方英尺,
如果可以的话,不少于2 000立方英尺。""屋顶低矮、隔间之
间通过走廊相互连接的病房,容易引发疠疫,对病人来说必死
无疑。"

　　有人可能会认为,这样的证据本来会给浮动医院带来致命
一击。为什么这种医院病房要高16英尺呢? 哪个病床会有一
块8英尺乘12英尺的区域? 哪个80英尺乘25英尺大的病房只
放20张床? 因此,为病人建造这样的医院,并假设他们会康复,
是荒谬的。

　　南丁格尔女士说:"把病人安置在低矮拥挤的病房里,只
不过是打着治疗的幌子在杀人而已,或者说就是把他们折磨致
死。"在斯库台(Scutari)低矮拥挤的病房里<sup>②</sup>,每5人中就有2人

　　① 　阿诺特医生可能指尼尔·阿诺特(Neil Arnott, 1788—1874),英国内科
医生、发明家,曾作为东印度公司外科医生两次远航到中国,著有《物理学原理》
(*Elements of Physics*, 1827)等。他的发明物包括阿诺特水床、阿诺特通风机、阿诺
特火炉等。1852年,他被授予拉姆福德奖章(the Rumford Medal),以表彰他对无烟
壁炉的建造,以及对通风和供暖的改进。
　　② 　斯库台,阿尔巴尼亚第二大城市,为斯库台州和斯库台区首府,位于阿尔巴
尼亚西北部斯库台湖畔,该湖是地中海盆地最大的淡水湖水域。

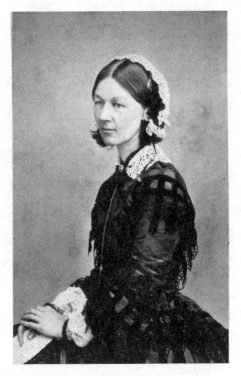

南丁格尔（Florence Nightingale）

死亡,即40％的死亡率。而在克里米亚,即使医院帐篷暴露在外,几乎没有任何遮挡,没有合适的毯子,没有适当的食物和药物,死亡人数却不到斯库台的一半;尽管斯库台样样充足,但通风不良,病床空间不足。斯库台的死亡人数惊人,但在巴拉克拉法(Balaclava)上方的城堡医院帐篷里,患有同种疾病的病人死亡率只有不到3％。[①]以前有人曾尝试在中国水域建立浮动医院,结果很糟糕。

> 72门炮舰"明登号"(the Minden)是按照医院船来装配的,船长是奎因(Quin)。[②]它于1842年3月被派往舟山,并于8月15日抵达,船上除船员外载有200个病人,威尔逊医生被任命为首席医官,工作人员配备充足。当局不惜一切代价,使这艘船在各方面都能达到预期目的。当局下令将"明登号"打造成一艘医院船,自认已做到巨细无遗,这艘船会为收治进来的病人和伤员提供舒适、方便与健康。而且,可以毫不犹豫地断言,从没有一所具备如此规模、效率和完整性的移动医院离开过英国港口。

尽管这艘完美的医院船具备所有优点,一切都有利于健康和舒适,并且驻扎在舟山定海——这里被认为对健康非常有

---

① 巴拉克拉法,位于克里米亚半岛,克里米亚战争期间英国军队在此驻扎,并发生巴拉克拉法战役。

② 原文为"the Minden, 72",根据威尔逊《中国医学笔记》一书,"72"指"a seventy-two gun ship",即72门炮舰。按照18世纪初的英国皇家海军战舰等级,载有64至80门炮的战舰属于第三等,其中以法国海军始创的74门炮舰最为典型。19世纪初,74门炮舰是所有欧洲海军的标准装备。

利①，然而死亡率却很高。在头三个月里，船上的死亡人数是本土12个月死亡人数的两倍多；换句话说，这艘医院船三个月内的死亡人数，比本土部队两年内的死亡人数还要高！

此外，还必须记住，这三个月里没有发生霍乱疫情，流行病是热病、腹泻和痢疾，就像在这里的船只中发现的一样。过了一段时间，"明登号"抵达香港——我前面已经说过这里的死亡率是190‰至220‰，但几年后食宿条件改善，死亡率降到25‰。

在任何情况下，医院船上的死亡率都很高。政府把医院船用作最后的休养之地（dernier resort），但是，如果把那些不太可能康复的残疾患者送回家，那么死亡率就会在一定程度上降低。不管怎么说，死亡率都非常高：去年在舟山的"橡子号"（the Acorn）上死亡率很高；在香港的"梅尔维尔号"（the Melville）上也很高——在占领嘉定（Kah-ding）后②，许多人被派往香港，很多死在了那里。

医院宣称其主要目标是：确保病人在尽可能短的时间内康复，并尽可能降低死亡率。这些目标应该始终铭记于心，优先考虑。然而不幸的是，这些目标常常被忽视，其他动机和考量——比如以最小的支出、最便宜的价钱以及最便利的方式等实现最大的利润——取而代之。

只要把医院的建设和选址交给私人投机者或是决心发笔

---

① 原文为"Ting-hea, capital of Chusan"，意为定海是舟山首府所在，有误。1684年，清廷移定海镇总兵于舟山，建舟山镇。1688年，建定海县，隶属宁波府。1840年6月第一次鸦片战争爆发，7月定海陷落。1841年2月，英军自定海撤退，清廷重建定海防务；4月，定海县升为直隶厅，隶属宁绍台道。

② 占领嘉定，指1862年"常胜军"、联军等外国军队经由水陆两路，从太平天国军队手中"夺回"被占领的嘉定地区。

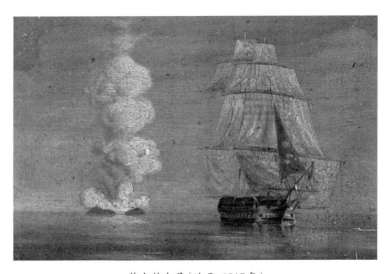

梅尔维尔号（油画，1817年）

财的人来做,那么滥用权力的行为就会(而且必定)继续存在。当然,在同胞的生命与健康以及整个社区的健康这类如此重大的事情上,公众应该做些规划,使商船水手生病时可以被安置在他极有可能恢复健康的环境中。除了更高尚的动机之外,即使从商业角度来看,公众最终也会受益。

法国人比我们更重视医院卫生。虽然他们的医院设计远非完美,但比我们的要好。他们的选址更好,不允许私人为病人建造任何一种收容之所,而是由政府监督医院的设计与安排,并认真研究病人的舒适和福祉。

文森(Vincennes)医院除行政机关有一两处缺陷之外,可以被视为军队医院的典范。[1]而富丽堂皇的拉里博西埃(Lariboisière)医院被认为是一个几乎完美的文明典范。[2]这些医院与纳特利(Netley)医院、查塔姆(Chatham)医院、国王学院(King's College)医院以及盖伊医院(Guy's Hospital)新病房之间的对比最为显著。[3]

---

① 文森医院,即文森军事医院(法文名hôpital militaire de Vincennes),1858年5月于法国法兰西岛文森堡皇家动物园旧址上落成,用于治疗克里米亚战争中的伤员。现名为贝金军事教学医院(Bégin Military Teaching Hospital),以纪念法兰西帝国军医路易·雅克·贝金(Louis Jacques Bégin,1793—1859)。

② 拉里博西埃医院,位于法国巴黎第十区。医院由市议会于1832年修建,建筑借鉴了皇家海军医院(Royal Navy Hospital)的风格,并采纳了法国外科医生雅克-勒内·特农(Jacques-René Tenon,1724—1816)对医院环境与条件改善的建议。1854年更名为拉里博西埃医院,以纪念为医院捐赠大量资金的女公爵埃莉萨·德·拉里博西埃(Élisa de Lariboisière,1794—1851)。

③ 纳特利医院,即纳特利皇家维多利亚医院(Royal Victoria Hospital,Netley),位于英国南安普顿,1856年开始建设,1863年开放,主要用于收治军人。查塔姆医院,可能指1828年创办于查塔姆(位于英格兰东南部的肯特郡北部)的梅尔维尔医院(Melville Hospital,Chatham),1905年收归为英国皇家海军医院。国王学院医院,位于英国伦敦,建立于1840年;1860年南丁格尔在此建立了世界上第一所职业护士学校。盖伊医院,位于英国伦敦,由印刷业富商托马斯·盖伊(Thomas Guy,1644—1724)于1721年创办。

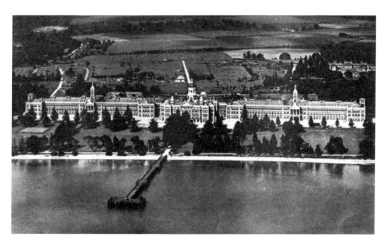

纳特利医院

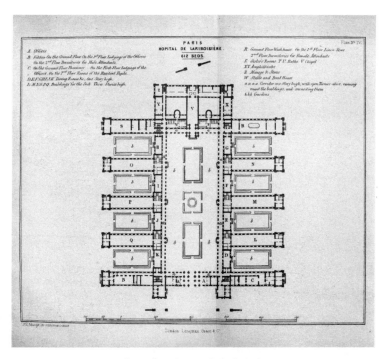

拉里博西埃医院病房平面图

上海有两大亟待解决之事，在其得到解决之前，这里永远不会是外国人的安全居所。首先是需要一家规模大且精心规划的总医院，其次是需要一间宽敞且位置便利的疗养院。

　　总医院应该特别为商业服务而建立，尽管不必局限于为商业服务。生病时没有合适住所的警察这类人可以送去，但是除非在某些特定情况下，行会（Hongs）商人等绅士们没必要去医院，因为他们在自己家里就能得到足够的照顾。这家总医院应该像巴黎的拉里博西埃医院那样设计，面积大小一样，每张病床占有的空气的平方英尺数一样，可容纳500张病床。

　　至于疗养院，出入的便利性对经商的人来说是一个很重要的考虑因素。就我们目前所知而言，已为人所津津乐道的普陀山（Poo-too）从各方面来看似乎是最佳之地。在普陀山，最有前途、最为实际的计划是，在岛上最好、最通风的地方建造一间宽敞且管理良好的家庭旅馆，配备各种娱乐和休闲设施。在旅馆旁边或靠近旅馆处，应该为从上海来的康复者们精心规划一地——这些人已经从疾病中恢复过来，需要换个环境以增强体力。

　　最后，我以最诚恳的态度结束本书。我深信，这里的外国人社区非常需要一间建在普陀山那样的地方的疗养院，而且这里的港口船运也非常需要一家总医院。我相信，通过这种简单且极为实用的方法，我们将会避免很多疾病，更好地保持健康，拯救许多生命。我再次强调，对于外国人社区中每一个可以发声（或利用其影响力）来促进其同胞的最大利益和福祉之人，我要以最诚恳的态度敦促他们思考我的这段"总论"。

# 附录一　韩雅各生平纪年

1829年,出生于苏格兰北部小镇赖尼(Rhynie)。

1832年,父亲去世。

1844年,母亲去世。

1845年,跟随一位乡村医生开始学习读写和算术。

1847年,跟随格兰特·朵夫(Grant Duff)学习,朵夫擅长德文、拉丁语、法语和数学;姐姐去世。

1855年,进入爱丁堡大学(University of Edinburgh)医学院学习外科;与中国近代第一位留欧学医者黄宽成为同学。

1856年12月18日,参加爱丁堡医学传教会(The Edinburgh Medical Missionary Society)会议。

1858年,以论文《论精神错乱》获英国皇家外科学院证书;受达勒姆(Durham)一位乡村医生邀请接替其担任乡医。

1859年,在圣安德鲁斯大学(University of St. Andrews)通过医生资格考试;向伦敦传教会(The London Missionary Society)董事会提出申请,并获得同意,被派往中国;10月22日,乘坐"阿尔玛英雄号"(Heroes of Alma)启程;抵达朴茨茅斯后,11月9日,乘船前往上海。

1860年3月23日,抵达上海,成为仁济医院(The Chinese Hospital)的负责人;进入皇家亚洲文会北华支会(The North-China Branch of the Royal Asiatic Society),担任秘书。

177

1861年4月15日，应上海道台之邀，到府中给一位官太太治病；成为皇家亚洲文会北华支会会员，5月21日，于该会会议上宣读论文《改变气候的物理因素简论》(Notes on Some of the Physical Causes Which Modify Climate)。

1862年1月8日，乘坐"卡迪兹号"(Cadiz)前往欧洲；2月26日，到达英格兰，逗留期间与艾米莉·罗森(Emily Rawson)结婚；4月29日，携夫人在格拉斯哥登上"睡莲号"(Lotus)赴香港；9月8日，抵达上海。

1863年6月，上海美华书馆(Presbyterian Mission Press)出版韩雅各著《上海卫生》(*Shanghai Hygiene*)一书；10月3日，《北华捷报》(*The North-China Herald*)刊登韩雅各《中国的医学校》(Medical Schools in China)一文。

1864年，因治愈中国病人顾日智的口眼歪斜而获赠"功高卢扁"的锦旗；担任皇家亚洲文会北华支会副主席；3月26日，《北华捷报》刊登韩雅各《上海的疗养场所》(Sanitaria for Shanghai)一文；10月，因病离开上海前往汉口；12月，《皇家亚洲文会北华支会会刊》复刊后第一期刊登韩雅各两篇论文，即《改变气候的物理因素简论》与《华人的医学与医术》(The Medicine and Medical Practice of the Chinese)。

1865年春，病情再次发作，卧床不起；6月末，携夫人乘船前往日本长崎；7月30日，病逝于长崎，被安葬在长崎的欧洲人公墓。

# 附录二　韩雅各小传<sup>①</sup>

韩雅各,出生在阿伯丁郡的亨特利(Huntley),在爱丁堡学医,获得医学博士学位。加入伦敦传教会后,他被任命为赴华医学传教士,并在艾塞克斯的沃尔瑟姆斯托学习了一段时间的神学。1859年10月21日,他在格雷夫森德登上"阿尔玛英雄号"轮船,同行的有W. N.霍尔牧师夫妇、殷约翰牧师夫妇、R.威尔逊牧师夫妇、麦嘉湖牧师夫妇、R.道森牧师夫妇和古路吉牧师夫妇。到达朴茨茅斯港后,他们又于11月9日乘船前往上海,1860年3月23日抵达。一到上海,韩雅各就立即接管曾由顾惠廉先生暂时负责的华人医院。1862年1月8日,他乘坐"卡迪兹号"(Cadiz)汽船前往欧洲,于2月26日到达英格兰。在那里停留期间,他与利兹的艾米利·罗森(Emily Rawson)结婚,她是上海道森夫人的妹妹。4月29日,韩雅各与夫人在格拉斯哥登上"睡莲号"(Lotus)汽船,在香港短暂停留后,于9月8日抵达上海。日渐衰弱的身体迫使他于1864年10月到汉口去,而1865年春再次发作的病情使他彻底卧床不起。为满足最后的愿望,他大约于6月末与夫人乘船去日本。到达长崎几周后,他

───────
① 摘录自伟烈亚力著,赵康英译:《基督教新教在华传教士名录》,天津:天津人民出版社,2013年(原书为Alexander Wylie, *Memorials of Protestant Missionaries To the Chinese*, 1867)。该书共收录了19世纪以后来华的338名传教士,作者比较详细地介绍了这些传教士的经历特别是在华传教情况,以及他们留下的中英文著作。原文与本书中某些日期或译法有所出入,此附录中均遵照原文。

于7月30日去世。他的遗体被葬在那里的欧洲人公墓中。他的夫人回到了上海,后又遭受痛失幼子的打击,于几周后经陆路返回英国。

**韩雅各博士出版的著作:**

**汉语著作**

1.《上海医院述略第十四册》(*Fourteenth Report of the Shanghae Hospital*),共12页,上海,1861年版。这是韩雅各博士用英文写的1860年周年报告的概要。

**英语著作**

2.《上海卫生学》(*Shanghai Hygiene*),或《中国健康保健》(*Hints for the Preservation of Health in China*),8开本,共iv,100页,上海,1863年版。

3.《1860—1864年华人医院五周年录要》(*Five Annual Report of the Chinese Hospital for the Years 1860 to 1864 Inclusive*),8开本,共126页,上海,1861—1865年版。

在《皇家亚洲学会北华分会会刊》的新版第一期中,登载了韩雅各博士撰写的两篇文章:《调节气候的物理因素简论》(*Notes on Some of the Physical Causes Which Modify Climate*)和《华人的医药与行医》(*The Medicine and Medical Practice of the Chinese*)。